PAZ
A LIBERDADE DE VIVER SEM MEDO

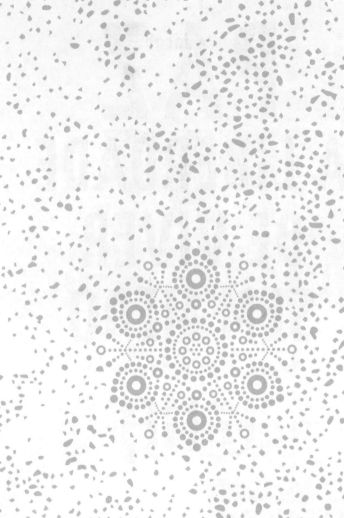

CARO(A) LEITOR(A),
Queremos saber sua opinião sobre nossos livros.
Após a leitura, curta-nos no facebook.com/editoragentebr,
siga-nos no Twitter @EditoraGente, no Instagram
@editoragente e visite-nos no site www.editoragente.com.br.
Cadastre-se e contribua com sugestões, críticas ou elogios.

SIRILEI S. GAMBIN

Prefácio de Jacob Petry

PAZ
A LIBERDADE DE VIVER SEM MEDO

Para o barulho de fora,
o silêncio de dentro

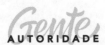

Diretora
Rosely Boschini

Gerente Editorial Pleno
Franciane Batagin Ribeiro

Assistente Editorial
Alanne Maria

Produção Gráfica
Fábio Esteves

Preparação
Natália Domene Alcaide

Capa
Natalia Bae

Imagem de capa
Istock

Projeto Gráfico e Diagramação
Gisele Baptista de Oliveira

Ilustrações de Miolo
Línea Editora

Revisão
Andréa Bruno
Wélida Muniz

Impressão
Gráfica Assahi

Copyright © 2022 by Sirilei Gambin
Todos os direitos desta edição
são reservados à Editora Gente.
Rua Natingui, 379 – Vila Madalena
São Paulo, SP – CEP 05443-000
Telefone: (11) 3670-2500
Site: www.editoragente.com.br
E-mail: gente@editoragente.com.br

Dados Internacionais de Catalogação na Publicação (CIP)
Angélica Ilacqua CRB-8/7057

Gambin, Sirilei
 Paz: a liberdade de viver sem medo: para o barulho de fora, o silêncio de dentro / Sirilei Gambin. - São Paulo: Gente Autoridade, 2022.
 192 p.

ISBN 978-65-88523-40-7

1. Desenvolvimento pessoal 2. Espiritualidade 3. Autoconfiança I. Título

22-1749   CDD 158.1

Índice para catálogo sistemático:
1. Desenvolvimento pessoal

Nota da Publisher

OS TEMPOS MUDARAM. HOJE, A TECNOLOGIA E AS redes sociais ditam o que, como e quando faremos atividades superimportantes na nossa rotina. Estamos sempre pensando em como alcançar metas, simplificar processos e, sobretudo, em como realizar sonhos, metas e desejos pessoais inegociáveis. Mas quando atingimos a satisfação plena fruto de tanta dedicação ao nosso propósito de vida?

A jornada em que você está prestes a iniciar, caro(a) leitor(a), é um convite para aprender a reconhecer, viver e aproveitar a paz que vive em cada um de nós. Sirilei Gambin, pedagoga e impulsionadora do mindset da paz, desenvolveu a metodologia *A fórmula da paz* para nos mostrar que uma vida feliz e plena é possível.

Paz: a liberdade de viver sem medo é uma leitura de aprendizado, de entendimento de propósito e de valorização da completa paz na vida. Tenho certeza de que, com os caminhos apresentados por Sirilei, sua trajetória será de cura e, principalmente, de paz.

Espero você na próxima página! Boa leitura!

ROSELY BOSCHINI
CEO e Publisher da Editora Gente

Dedico este livro às pessoas ao redor do mundo que, neste momento, estão recitando esta oração: "tem que haver um outro jeito de viver".

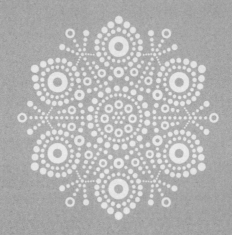

Agradecimentos

AGRADEÇO AO MEU GUIA INTERNO E A INTELIGÊNCIA Espiritual que, juntos, formam o eixo que me inspira, acompanha e me ensina a perdoar e a Amar.

Aos meus filhos, meus maiores mestres e incentivadores. Ao meu esposo, pelo apoio incondicional.

À minha mãe, pela presença e suporte.

Àqueles que chamamos de "companheiros poderosos" e que, por meio de exemplos, mostram caminhos breves e seguros para o Campo de consciência de paz.

Aos verdadeiros buscadores, que não se conformam com menos do que a paz e a felicidade autênticas. Vocês são grandes inspirações em minha jornada. Com vocês, eu aprendo que, sim, é possível viver e estar de modo pleno no campo de paz no cotidiano.

Sumário

13 Para melhorar a experiência da leitura

15 Recados importantes

17 Prefácio de Jacob Petry

21 INTRODUÇÃO
A guerra acabou! Encontre na Inteligência Espiritual o seu mindset de paz e felicidade

31 CAPÍTULO 1
O sofrimento que perpassa gerações

49 CAPÍTULO 2
Conecte-se ao Amor e desconecte-se do ego

65 CAPÍTULO 3
Acessando a Inteligência Espiritual em você

79 CAPÍTULO 4
O processo de reconhecimento do mindset de paz e felicidade

93 — CAPÍTULO 5
Passo 1 – Reconheça seu estado atual

105 — CAPÍTULO 6
Passo 2 – Lembrar quem somos

119 — CAPÍTULO 7
Passo 3 – As 5 principais resistências que nos afastam da paz

135 — CAPÍTULO 8
Passo 4 – Implementando a fórmula (os quatro pilares da ponte)

151 — CAPÍTULO 9
Passo 5 – A decisão de fazer a travessia: respondendo ao chamado

163 — CAPÍTULO 10
Passo 6 – A travessia: uma prática consciente

175 — CAPÍTULO 11
A jornada já começou

183 — CAPÍTULO 12
Seja a paz!

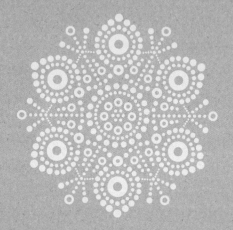

Para melhorar a experiência de leitura

CARO(A) LEITOR(A),

Para que você aproveite melhor o livro, sugerimos que mantenha sempre ao seu lado um pequeno caderno de anotações, a fim de registrar possíveis insights durante a leitura.

Escolha um caderno e uma caneta de sua preferência e escreva sempre que sentir necessidade. Anote suas percepções, sentimentos, dores, dificuldades e o que aprendeu aqui.

Será um prazer trilhar esta jornada com você. Esperamos que aproveite!

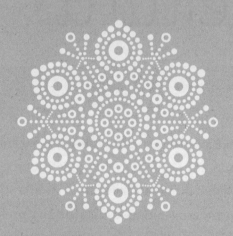

Recados importantes

ANTES DE COMEÇARMOS, GOSTARIA DE TRAZER algumas informações importantes sobre o livro que você agora segura em mãos.

Todos os *cases* apresentados aqui provêm de experiências reais, mas a identidade das pessoas foi preservada. Tudo para que tenhamos uma jornada esclarecedora, rodeada de pequenos milagres do cotidiano e pérolas de sabedoria que nos ajudam muito em nossa própria travessia.

Este livro está alicerçado na prática de não dualidade, conceito que você aprenderá mais adiante, a fim de que despertemos para o Campo de consciência de paz. É necessário, portanto, mentalidade aberta, desprendimento de concepções assimiladas por meio do ego e disposição para uma nova aprendizagem, oriunda da Inteligência Espiritual.

Convém também falarmos sobre alguns termos que podem gerar ambiguidade e confusão, uma vez que são amplamente usados em diversas áreas, sistemas, religiões e filosofias com conotações diferentes das que usaremos aqui.

A primeira distinção importante é entre "inteligência espiritual" e "Inteligência Espiritual". Quando escrito em letras minúsculas, o termo refere-se ao que chamamos de terceira inteligência: uma habilidade que pode ser desenvolvida por meio de práticas e atitudes mentais, fazendo com que nossa mente se acalme e que possamos lidar com situações de estresse e sofrimento com resiliência para sermos mais empáticos, perdoarmos mais e termos mais momentos de paz. Quando falamos de Inteligência Espiritual com as letras iniciais maiúsculas, referimo-nos a uma instância mental superior de sabedoria e amor, um Campo de consciência de paz que está em uma parte de nossa mente intocada pelas coisas do mundo. Outras formas de nomeá-la seriam: Espírito Santo, Mente Crítica, Mente Certa, Consciência Total ou Memória de Deus no universo dual. Ela não precisa ser desenvolvida; apenas aceita como nosso mindset.

A segunda distinção é entre "amor" e "Amor". O primeiro é um sentimento variável que nutrimos por algo ou alguém; pode ser temporário e ser comparado a uma energia. Já Amor com letra maiúscula significa Deus, Fonte, Criador, Vida, sem começo nem fim, Aquele que tudo abarca, onipresente e eterno, que não sofre variações e nuances. Por ser imutável, não pode ser comparado a uma energia.

Outra distinção fundamental é entre "criar" e "Criar". Criar com letra maiúscula refere-se ao ato de extensão do Amor de Deus. Ele cria o eterno, o imutável, o intangível, a graça, o bom, o belo e o sagrado. Quando usamos "criar" ou "criação" com letra minúscula, referimo-nos à criação da mente que desviou para o medo – o ego, que cria o finito, o mutável, aquilo que pode ser medido, a dor, o sofrimento, a perda, a escassez e a solidão. Veremos ao longo deste livro que as criações do ego não podem afetar o que nasce da Fonte.

Prefácio de Jacob Petry

QUAL É O OBJETIVO DA NOSSA BUSCA? SE VOCÊ descobrisse hoje que toda esta corrida maluca e as conquistas que resultarão dela não lhe trarão o que você espera, você continuaria correndo? Afinal, o que você busca de verdade? Já parou para pensar nisso?

Nossa sociedade está estruturada de tal forma que a maior parte do que fazemos é um meio para alcançar um fim. E para a mente, esse fim é mais importante que o meio, mesmo sem que percebamos. O meio é o momento presente, o agora. O fim é o futuro. Para nossa mente, o futuro é mais importante que o agora, então ele se torna indesejado. Não queremos estar no presente, queremos estar no futuro, onde imaginamos estar aquilo que consideramos importante.

Essa forma de pensar cria um conflito com as nossas experiências no agora. E como a vida se transcorre no momento presente, quando criamos um conflito com ele, criamos um conflito com a vida.

A inquietação, o medo, a ansiedade e todos os sofrimentos psicológicos, em grande parte, nascem disso. Eles vêm desse conflito com a vida. Você está aqui, mas a mente lhe diz que você deveria estar ali. Sua realidade é essa, mas a mente lhe diz que ela deveria ser aquela.

Essa percepção, por si só, anula qualquer possibilidade de encontrarmos aquilo que buscamos. Afinal, o que buscamos só pode ser encontrado na vida real, que é aqui e agora, e não no futuro, que nada mais é que uma projeção ilusória.

Somado a isso, vem todo estímulo da vida moderna. Pessoas mostrando, o tempo todo, nas redes sociais, e outros meios, vidas editadas. Nelas, com o auxílio das máscaras criadas pelos filtros do celular, todo mundo é absolutamente feliz, esteticamente perfeito e profissionalmente bem-sucedido.

Contudo, para além das telas, a distância entre a vida real e a ilusão virtual vai se transformando em um abismo. E em algum momento, a vida real, que acontece agora, se torna insuportável. Não queremos mais o rosto que tocamos e que vemos no espelho quando acordamos pela manhã, queremos aquele que conseguimos produzir nos aplicativos do celular. Não queremos mais a vida dura de estudante, nem o dia a dia laborioso de uma mãe, de um pai, nem ainda, a do trabalhador comum. Queremos a liberdade leve e descomprometida tão propagada por aqueles que admiramos e seguimos. E cada vez mais a procuramos fora de nós.

Essa é grande armadilha na qual todos caímos. Não entendemos que tudo o que buscamos fora já está dentro. E a menos que reconheçamos esse tudo em nós, não conseguiremos manifestá-lo fora. E para reconhecê-lo, precisamos parar. Acontece que estamos tão ocupados com nossa corrida rumo ao futuro – o ponto em que acreditamos conseguir eliminar a insatisfação do momento presente – que parar simplesmente não é uma opção.

Com o tempo, chega a reflexão inevitável: por que todo mundo está feliz e eu, não? Por que todo mundo é bem-sucedido e eu, não? Por que só a minha vida tem tantos problemas? Se conquistei tudo aquilo de que fui atrás, por que ainda não sou feliz? A resposta é um desespero profundo e silencioso, que é uma característica mais proeminente em nossa era mais que em qualquer outra.

Estimulados a suprir o profundo sentimento de incompletude e a lidar com a sensação de não sermos bons o suficiente – que nasce da ignorância de não sabermos quem somos em essência em comparação ao que nos é externo, como bens materiais, relacionamentos e reconhecimento profissional –, nós nos afastamos cada vez mais do nosso eu essencial. Com isso, criamos cada vez mais aquilo que queremos eliminar.

Qual é a saída? Precisamos buscar uma nova compreensão sobre a vida. Essa compreensão passa, inevitavelmente, pela libertação de um novo nível de consciência. É isso que esse livro fará por você.

Paz: a liberdade de viver sem medo, por si só, já seria um livro indispensável. Mas, por conta das armadilhas que a vida moderna apresenta a todos nós, ele se torna uma leitura obrigatória. Sirilei Gambin, como certamente poucas pessoas seriam capazes de fazer, coloca uma lupa sobre a sociedade atual, e faz uma leitura profunda, sábia e sincera dos males que a afligem. A origem da inquietação, da ansiedade, do medo, da angústia e da insatisfação são apresentadas de uma perspectiva inédita. E ela ainda vai além, e mostra saídas claras para quem busca a paz e a felicidade como base para a própria vida.

A cada página, navegando pela costura delicada e inteligente entre exemplos da vida real e conceitos práticos, o nível de consciência do leitor se eleva, tornando-se um elemento novo a iluminar suas percepções. E é esse nível de consciência que, silenciosamente, liberta as amarras das infinitas variações dessas disfunções psicológicas modernas, abrindo espaço para que a paz profunda e duradoura se manifeste em cada um de nós.

Ao ter este livro em mãos, olhando para ele, desfrutando suas histórias e refletindo sobre seus princípios, o leitor pode ter a certeza de que está diante de uma grande obra que salvará vidas e impactará gerações.

Princeton, Nova Jersey
Jacob Petry

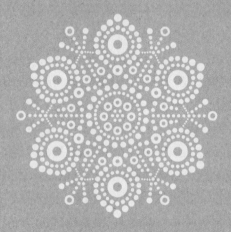

Introdução:

A guerra acabou! Encontre na Inteligência Espiritual seu mindset de paz e felicidade

A PAZ É A META!

Talvez você ainda não tenha se dado conta, mas a paz é o estado mental almejado por você e por todos aqueles que habitam este planeta, desde o mais intelectual dos seres humanos até o mais singelo. Nós nos iludimos ao estabelecermos metas, uma após outra, pensando que a próxima será aquela que nos trará realização, plenitude e paz. Contudo, assim que alcançamos nossos resultados, queremos mais.

Aos poucos, a satisfação inicial diminui e acontece algo que os cientistas chamam de acomodação hedônica: ficamos felizes ao alcançar o que almejamos, porém, pouco tempo depois, nos adaptamos à situação e, então, voltamos à condição de escassez, ao sentimento de falta. É como se estivéssemos em uma esteira rolante que não para nunca! Conseguiu um carro novo? Uma casa maior? Está trabalhando no lugar dos sonhos? Nada disso é suficiente! Assim, constantemente entramos e saímos de ciclos de insatisfação, pois nossa mente egoica sempre precisa de mais, mais e mais. Há uma sensação de que ainda falta algo: "Eu quero mais da vida", "Eu posso mais".

Buscamos uma carreira de sucesso, uma casa maior, uma paixão que nos inebrie, férias em uma praia deserta, títulos acadêmicos, milhares de seguidores, um faturamento milionário, um corpo sarado e saudável, e esperamos que tudo isso nos complete e nos faça felizes. O que inconscientemente esperamos é que todas essas coisas nos tragam paz.

Se você está lendo este livro é porque o título o atraiu e, de alguma maneira, você já percebeu que não está em paz e que todas as coisas que tem feito – conquistas, mudanças, aquisições, cursos – e todas as ferramentas que tem tentado – meditação, ioga, *reiki*, coach, atenção plena, pensamentos positivos, terapia cognitivo-comportamental, análise etc. – não resultam em um estado de paz e felicidade consistente e duradouro.

E por qual motivo isso acontece? Porque a paz que conhecemos neste universo dual, feito de opostos,[1] não passa de uma sensação efêmera, nada consistente, que escorrega por entre os dedos, mesmo quando, teoricamente, deveríamos senti-la: subindo uma montanha em um dia ensolarado, após aquela aula de ioga ou ainda depois de meia hora de prática meditativa.

Parece fugir ao nosso controle estar totalmente em paz aqui e agora. O fato é que somos muito condescendentes com nossa mente, responsável por nossa falta de paz. A mente dualista é formada por meio de um tipo de diálogo que causa uma insatisfação interna constante, fomenta o conflito, a separação e a necessidade de encontrar um estado futuro melhor do que o atual, uma condição que traga consigo a promessa da paz e da felicidade.

---

[1] Esse universo pressupõe a existência do bem e do mal, assumindo a ideia de dualidade em um mesmo contexto, como preto e branco, alegria e tristeza.

Com este livro, meu objetivo é trazer conteúdos práticos e simples, mas nem por isso simplórios, para que você não apenas vença o jogo, mas o transcenda. Agora não é mais hora de polir a armadura, lapidar o diamante ou de se preocupar em fazer do mundo um lugar melhor. Tudo isso pode acontecer como consequência do seu compromisso consistente com o mindset de paz. E acredite: a meta aqui é a paz mental.

Entretanto posso afirmar que ler este livro apenas com o desejo de acumular conhecimento não trará mudanças significativas em relação à paz em sua mente. É necessário encontrar a devida motivação, vencer as próprias resistências por meio de determinação e propósito, entrando em contato com o desejo autêntico de paz, para que se inicie o processo de ultrapassar o abismo que nos separa do Campo de consciência de paz.

E como começar? Reconhecendo!

O primeiro passo para a mudança é reconhecer o quanto estamos viciados no conflito, hipnotizados pelo mindset de ego. Sem esse reconhecimento, não vamos a lugar algum.

Não faz muito tempo que, inocentemente, eu acreditava ser meu desejo sentir paz. Pensava que não dependia de mim, mas que eram forças contrárias que me levavam para longe da paz, e que, apesar do meu empenho, das investidas em inteligência emocional e das ferramentas que usava, eu não conseguiria. Eram inúmeros os fatores externos que minavam a minha paz. Sentia-me impotente, como se a paz e a felicidade estivessem muito além do meu alcance. É justamente esse vitimismo que queremos deixar de lado aqui.

Das diversas coisas que eu fazia para tentar alcançar um nível de paz mental, uma delas era ir à missa no Mosteiro da Transfiguração, em Santa Rosa (RS), um local de retiros belo e silencioso. Lembro-me de uma manhã de sábado fresca e ensolarada, a primavera despontava com suas folhas e flores, os pássaros cantavam e, como de costume, eu havia chegado mais cedo para ter um momento de silêncio. Minha motivação para ir até lá, muitas vezes, era me sentar e deixar que os cantos gregorianos penetrassem em meu ser.

Esse era um daqueles dias em que a ansiedade me sufocava, minha respiração estava curta e parecia haver um buraco sombrio e profundo em meu peito. Sentei-me e rezei, pedindo ajuda. Como sempre, ao fim da celebração, os monges vêm ao público e desejam, com um efusivo aperto de mão, "a paz de Cristo". Havia tanta convicção e certeza nessas palavras que, nesse dia em especial, elas me tocaram profundamente. Ainda assim, eu me perguntava: *Onde está essa paz que eu não consigo encontrar?*

Saí do mosteiro chorando muito, entrei no carro e esmurrei o volante. Em meu desespero, pedi mentalmente: *Eu quero sentir essa paz.* Aos moldes do mundo, eu tinha tudo, mas, dentro de mim, me sentia confusa, triste e vazia. Hoje entendo que esse estado interno de carência e insatisfação nada tinha a ver com o mundo e as pessoas à minha volta. Era consequência da falta de conexão com Deus, com o Amor verdadeiro. Na maioria das vezes, eu não gostava do Deus que conhecia, sentia-me separada dEle; outras vezes, aproximava-me e sentia sua benevolência por meio de uma flor, do sorriso de uma criança ou do abraço dos meus filhos. Mas, logo em seguida, quando olhava para as atrocidades do mundo, me desconectava.

Um pedido de ajuda feito de coração nunca fica sem resposta, e eu sinto que foi a partir desse grito de socorro que se desencadeou o processo de construção da ponte que me levou de maneira gradativa a me desprender do mindset de medo e experimentar níveis cada vez mais profundos de paz. Hoje, percebo com clareza como fui ajudada por inúmeras pessoas incríveis (companheiros poderosos), eventos, livros, cursos, retiros e formações que me levaram a reconhecer um novo mindset. Tive de aprender a desapegar do controle para restabelecer uma conexão com a Inteligência Espiritual, permitindo que Ela dirigisse minhas escolhas. Tudo isso tem causado uma mudança incrível na minha percepção de mundo, e acredito que mudará a sua também a partir desta leitura.

Por meio de meus estudos, eu entrava em contato contínuo com alguns axiomas: "A paz está dentro"; "Todas as respostas estão dentro de nós"; "Nada externo pode nos ferir"; "Só podemos experimentar aquilo que desejamos experimentar"; "Não somos vítimas do mundo que vemos". Eu não compreendia no início, pois, se a paz está dentro de nós, por que eu não a conseguia sentir? Mais uma vez, pedi ajuda. E, então, me deparei com um ensinamento não dual chamado *Um curso em milagres*.[2] A partir da leitura desse livro, tudo começou a fazer sentido. Entendi que, se não estou tendo uma experiência de paz perfeita, é porque devo estar fazendo alguma coisa que me afasta do Campo de consciência de paz. Eu devo estar fazendo algo hoje, neste plano, que me afasta da paz.

Esse foi um momento de virada em minha jornada. Passei a reconhecer a minha participação ativa na minha falta de paz, pois não há vítimas no universo. E, então, pude perceber minha própria resistência à paz. Eu mesma cavava o abismo que me impedia de desfrutar do mindset de paz e alegria que não são deste mundo e não têm nada a ver com pequenas tréguas na vida cotidiana ou com uma casa no campo.

Assim, minha proposta aqui é que cheguemos ao estado de paz mental – ao sentimento que não está relacionado às nossas conquistas, derrotas, saúde ou falta dela, pois não depende de nada externo e não deve, portanto, ser confundido com ausência de conflito externo. Estamos falando sobre a paz resultante do reencontro do *ser*, da lembrança de quem somos. O restabelecimento de um mindset que não precisa ser construído, apenas aceito. Um Campo que produz contentamento, bem-aventurança e graça. Nosso estado natural quando estamos livres do medo.

---

2 SCHUCMAN, H. Um curso em milagres. Mill Valley: The Foundation for Inner Peace, 1994.

Este livro é
para todos
aqueles que,
como eu, não
se contentam
com menos
do que a
perfeita paz
e felicidade.

O mais incrível sobre esse poderoso nível de consciência é que ele não é exclusivo para alguns, para santos ou místicos. Esse estado está em todos nós. Precisamos entender que não fomos banidos desse campo nem condenados ao mindset de medo (vulgo inferno) para sempre, muito menos estamos fadados ao sofrimento eterno por uma maldade intrínseca. Não significa que não merecemos a paz, que temos uma cruz para carregar ou um carma ruim para pagar. Nada disso. Todos esses pensamentos são desculpas que o nosso ego dá para justificar a ausência de paz.

Existe algo bem no fundo de nossa alma, uma memória de um estado muito antigo, mas ainda ativo, que nos chama a despertar do nosso transe hipnótico, algo que nos impulsiona a seguir, e que também nos faz compreender em nosso interior que este mundo nunca nos dará o que buscamos.

Há um pulsante pedido de ajuda dentro de nós: "É só o tempo que se desenrola exaustivamente e o mundo está muito cansado agora. Está velho e gasto e sem esperança".[3] Por isso, chega de buscas e lutas sem sentido. A guerra acabou! É tempo de restabelecermos o amor e a paz. Devemos construir a ponte que nos levará do medo ao Amor, pois somos agentes de transição entre o velho mindset de ego e medo e um novo mindset de Inteligência Espiritual, cheio de paz e de felicidade autênticas.

POR ONDE COMEÇAR?

Neste livro, falaremos sobre a fórmula da paz, identificando primeiro o que nos mantém atolados desse lado do abismo, para depois focarmos os pilares essenciais para que a ponte seja firme e segura. Mas não

---

[3] WAPNICK, K. Tempo uma vasta ilusão: o tempo de acordo com um Curso em Milagres. Disponível em: https://pdfcoffee.com/uma-vasta-ilusao-pdf-free.html. Acesso em: 11 abr 2022.

acredite que você se livrará em um passe de mágica do sofrimento autoimposto. Não existe receita de bolo para chegar até a paz. Antes disso, seu primeiro objetivo deve ser reconhecer suas próprias resistências, inclusive o desejo inconsciente de ficar livre da paz.

É isso mesmo que você leu! Existe um lado inconsciente que nos faz querer ficar longe da paz. Mas não há guerra exceto aquela que travamos diariamente em nossa mente. Somos nós que temos alimentado o mindset de medo, o qual nos mantém aprisionados no mundo de ilusão do ego. Nas próximas páginas, por meio de exercícios, enfoques de consciência e axiomas, nossa intenção é, aos poucos, identificar como temos usado o nosso livre-arbítrio, pois é ele que nos leva a vivenciar aquilo que estamos experimentando.

Este livro ajudará você a compreender o poder de seus desejos e a honrá-los por serem o combustível para ação. Talvez você esteja se perguntando: "Por que alguém, em sã consciência, desejaria guerra em vez de paz?". É por causa da nossa falta de consciência verdadeira. Eu o convido a mudar a pergunta: "Para que serve o conflito? O que existe por trás da necessidade de estarmos em guerra?".

Tais questões são profundas e não podem ser respondidas no mesmo nível mental em que foram geradas, pois a guerra de que falo diz respeito a crenças e pensamentos silenciosos, sorrateiros e dissimulados que circulam em nossa mente e minam a nossa paz. Analisar tais temas exigirá uma boa dose de paciência e determinação durante a leitura, mas tenha certeza de que somente uma mente condicionada, que não lembra quem é e que se sente profundamente culpada, escolheria o conflito.

Veremos neste livro também que somos filhos do Conhecimento, criados pelo Amor em semelhança a Ele, para Criar como Ele, o bom, o belo, o sagrado, a paz perfeita e a felicidade autêntica. As ideias aqui contidas são o resultado de uma profunda transformação em minha percepção de mundo. *A fórmula da paz* é uma metodologia fruto de estudo e prática de ensinamentos como *Um curso em milagres*, *La Vía de La Maestría*,[4] *Um curso de amor*,[5] e outros ensinamentos não duais, como Advaita Vedânta, Cabala e Budismo. Minha jornada passou a fazer sentido quando me coloquei a serviço da Inteligência Espiritual, e isso significa que, apesar de as coisas muitas vezes não saírem como eu penso que deveriam, eu aceito com amor o que o roteiro da vida me reserva. Em situações surpreendentes ou inusitadas, não julgo, apenas sei que estou ali porque é exatamente onde devo estar.

Como autora, coloco-me a serviço do Campo de consciência de paz, percebendo que sou facilitadora de ideias metafísicas e espirituais profundas e fundamentais para o despertar da mente. E essa é a experiência que eu gostaria de lhe proporcionar nos capítulos seguintes. Este livro é para todos aqueles que, como eu, não se contentam com menos do que a perfeita paz e felicidade.

A fórmula da paz nos levará a transitar pelo universo de nossos desejos, reconhecer que foram eles que nos trouxeram até aqui e, somente por meio deles, construiremos a ponte e faremos a travessia. É necessário desejar profundamente, ter foco, clareza de intenção e estar comprometido com o mindset de Paz acima de qualquer coisa. Este livro tem o potencial para ajudá-lo a iluminar os pontos obscuros e se tornar um observador de sua mente. É mediante a sua decisão de parar de sofrer, de deixar de ser um buscador para *ser* paz, que você poderá experimentar os níveis de consciência expandidos de amor, benevolência e graça.

Se você sente que sua vida chegou a uma bifurcação, se está cansado de metas sem sentido, se quer viver e expressar sua grandeza, ter uma jornada cheia de propósito... venha comigo! Escolha

---

[4] Coleção que conta com três livros de Jon Marc Hammer: *La Vía del Corazón, La Vía del Conocimiento* e *La Vía de la Transformación*, publicados pela Ediciones Yeshua, em 2021.

[5] PERRON, M. **Um curso de amor**: edição completa. North San Juan: Take Heart Publications, 2014.

viver deliberadamente. Faça parte da legião de construtores da ponte que nos leva do medo ao Campo de consciência de amor, paz e felicidade autêntica.

Quando tudo o que você desejar for paz e felicidade autêntica, é isso que experimentará. Bem-vindo à jornada de autorreconhecimento que o levará ao estado desejado por todos e conquistado por poucos. Boa leitura!

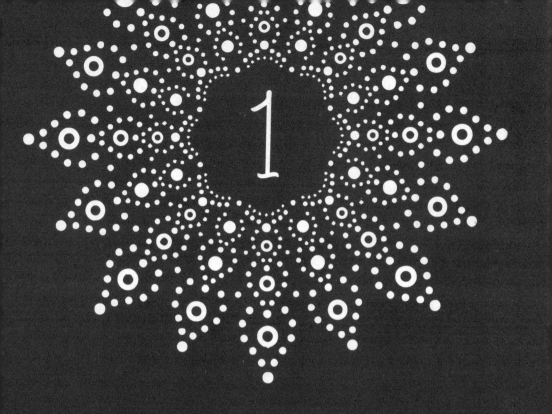

1

O sofrimento que perpassa gerações

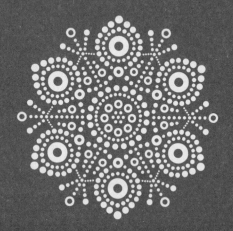

> *Tu, que te percebes fraco e frágil, com esperanças inúteis e sonhos devastados; tu, que nasceste apenas para morrer, chorar e sofrer dor, ouve isso: a ti todo o poder é dado na Terra e no céu. Nada é impossível para ti.*[6]

AO CONTRÁRIO DO QUE ESTAMOS ACOSTUMADOS a pensar, nossa mente é muito poderosa e está sempre gerando as experiências que vivenciamos. Em nossa pequenez, imaginamos inúmeras razões para o nosso sofrimento: culpamos nossos pais, o país em que nascemos, a taxa de câmbio, um vírus, nosso cônjuge, a má sorte, Deus. Agimos assim porque somos incapazes de identificar a nossa participação ativa em nosso sofrer. É incrível o que o ego faz para nos manter dissociados do poder de nossa mente. Seus argumentos de que olhar para dentro nos machucará são tão convincentes que preferimos passar uma vida inteira sofrendo a reconhecer a supremacia da mente.

---

6 SCHUCMAN, H. Livro de exercícios. *In*: **Um curso em milagres**. Mill Valley: The Foundation for Inner Peace, 1994.

Há um poder inabalável em nós; esse poder vem do Amor; do Campo de consciência de paz que abarca todas as coisas. Nós nos dissociamos do poder que emana desse Campo e, quando o fazemos, sofremos. Se estamos sofrendo é porque nos equivocamos em nossos desejos. Compramos a ideia de um "eu" e nem sequer questionamos se essa é mesmo a nossa realidade. Adormecidos, não percebemos que transformar o *ser*, uma criação da Fonte, em algo pequeno e vulnerável é um empreendimento impossível e que demanda uma energia demolidora, gerando um sofrimento esmagador.

Ao escolhermos a pequenez, grande recurso usado pelo ego em sua sistemática jornada de negação do poder da mente, sofremos. E, se estamos sofrendo, sentindo-nos vulneráveis e fracos, é porque não temos consciência de nossa realidade imutável e, de modo arrogante, negamos a nossa essência, rejeitamos nossa paternidade (que fomos criados por um Deus benevolente) e fazemos como o filho pródigo que anda pelo mundo em busca de um lar.

A autora best-seller estadunidense Marianne Williamson, em seu livro *Um retorno ao amor*, apresenta uma reflexão poderosa:

Quem sou eu para ser brilhante, maravilhoso, talentoso e fabuloso? Na realidade, quem é você para não ser? Você é filho de Deus. Você se fazer de pequeno não ajuda o mundo. Não há nenhuma bondade em você se diminuir, recuar para que os outros não se sintam inseguros ao seu redor. Todos nós fomos feitos para brilhar, como as crianças brilham. Nascemos para manifestar a glória de Deus que está dentro de nós. Não está apenas em um de nós, está em todos nós. E conforme permitimos nossa própria luz brilhar, inconscientemente damos às outras pessoas permissão para fazer o mesmo.

> *E conforme nos libertamos do nosso medo, nossa presença, automaticamente, liberta os outros.*[7]

Talvez você ainda pense com o mindset de medo e concorde com o ego que seria muita arrogância se você assumisse a própria grandeza. Tal atitude, porém, não tem nada de arrogante. Arrogância, na verdade, é ser pequeno, querer ter razão, julgar as pessoas de acordo com crenças e valores próprios, vitimizar-se diante do mundo acreditando em sua crueldade; é sentir-se carente e vulnerável.

Nós somos Amor, estamos em unidade com a Fonte, porém acreditamos estar separados dela. E esse tipo de pensamento, de que o Amor pode estar fragmentado, é característico da arrogância do ego. Esse é o cerne da questão. A crença de que estamos separados uns dos outros e da Fonte gera em nós um sentimento de escassez, uma falta que muitas vezes não entendemos e não sabemos explicar de onde vem, e essa é toda a razão de nossa busca. Buscamos o Amor que sentimos não ter no mundo e nas "outras" pessoas.

Ao aceitarmos a premissa de que o Amor, Deus, a paz e a felicidade estão lá fora, e de que precisamos conquistá-los por meio de esforço e de luta, mutilamo-nos. Em nossa carência, procuramos preencher o irreparável sentimento de vazio e escassez, pois, independentemente da quantidade de dinheiro e bens que venhamos a ter, das conquistas e títulos que possamos ganhar, das viagens que podemos realizar, nada poderá nos satisfazer de maneira plena.

Laura se sentia assim. Lembro-me de uma vez em que estávamos em Angra dos Reis, município do Rio de Janeiro, hospedadas em uma pousada que se debruçava sobre um lindo mar azul-turquesa.

---

[7] WILLIAMSON, M. **Um retorno ao amor**: reflexões sobre os princípios de "Um curso em milagres". São Paulo: Francis, 2002.

Na ocasião, estávamos ali para um retiro de quatro dias e passávamos os dias entre caminhadas, práticas de meditação e conversas francas sobre questões fundamentais da vida. Certo dia, eu a vi sentada em uma pedra em um local mais afastado e fui ao seu encontro. Quando me aproximei, fui pega de surpresa por seus soluços em um pranto baixinho e desesperado. Eu a abracei, e ela sussurrou: "Não sei o que acontece comigo... Quando olho ao redor, vejo tanta beleza, penso na minha família e na vida que levo, mas não consigo entender essa sensação ruim dentro de mim, a angústia e a tristeza em meu peito".

Esse episódio é um típico exemplo de algo que tem se tornado constante em nossa sociedade espiritualmente doente. Só em 2021, o consumo de antidepressivos aumentou 13% no Brasil,[8] que é considerado o país mais ansioso do mundo pela Organização Mundial da Saúde (OMS). São 18,6 milhões de brasileiros que convivem com a ansiedade, e a pandemia de covid-19 só fez aumentar esse número. Entre agosto de 2020 e fevereiro de 2021, um levantamento do site Consulta Remédio identificou crescimento de 113% na busca por essa categoria de medicações.[9] Nos Estados Unidos, os últimos vinte anos presenciaram um aumento de 400%, e um em cada dez estadunidenses começa a tomá-los aos 12 anos.[10] Geralmente, a percepção dessa dor latente fica mais nítida a partir da meia-idade, quando a personalidade da pessoa já está constituída. Perceba: eu disse

---

[8] VENDAS de medicamentos para depressão aumentaram 13% este ano. **Conselho Federal de Farmácia**, 30 jul. 2021. Disponível em: https://www.cff.org.br/noticia.php?id=6428&titulo=Vendas+de+medicamentos+para+depresso+aumentaram+13+este+ano. Acesso em: 16 mar. 2022.

[9] COMO a ansiedade e a depressão afetam a saúde dos olhos? **G1**, 11 out. 2021. Disponível em: https://g1.globo.com/pr/parana/especial-publicitario/medico-de-olhos/medico-de-olhos-sa/noticia/2021/10/11/como-a-ansiedade-e-a-depressao-afetam-a-saude-dos-olhos.ghtml. Acesso em: 16 mar. 2022.

[10] CONSUMO de antidepressivos nos EUA aumentou 400% em 20 anos. **G1**, 19 out. 2011. Disponível em: http://g1.globo.com/mundo/noticia/2011/10/consumo-de-antidepressivos-nos-eua-aumentou-400-em-20-anos.html. Acesso em: 16 mar. 2022.

"geralmente", pois nos dias de hoje tenho visto com alegria muitos jovens tomando consciência de suas feridas e buscando respostas que façam sentido.

Em uma rara entrevista, o criador da psicanálise Sigmund Freud descreve o evidente sofrimento da humanidade quando afirma: "Pelo que me toca estou perfeitamente satisfeito em saber que o eterno aborrecimento de viver finalmente passará. Nossa vida é necessariamente uma série de compromissos, uma luta interminável entre o ego e seu ambiente. O desejo de prolongar a vida excessivamente me parece absurdo".[11] Em nosso dia a dia, isso se torna evidente: está nas brigas dos casais, nas traições, nos divórcios, na insatisfação com os negócios, na ânsia por ter, na busca por poder e reconhecimento, na vida perfeita retratada nas redes sociais, na ansiedade que sufoca, no estresse, nos problemas de saúde mental.

Fomos treinados a negar o sofrimento interno. Nossos pais, com o intuito de nos "poupar", esconderam suas dores e dificuldades financeiras, guardando segredo sobre tragédias e problemas do nosso clã. Mas para o inconsciente não existem segredos, e o que é negado acaba sendo projetado em problemas ainda maiores, como doenças, acidentes e falências que podem seguir até a terceira geração da mesma família. Poucos de nós fomos preparados para acolher as nossas dores, para suportar uma vida medíocre e um dia a dia monótono.

A CULTURA DA FELICIDADE

Há uma ânsia por felicidade latente em nosso peito. Desejamos viver o viço que esse estado proporciona a todo custo. Para isso, buscamos sair da rotina, estar em vários lugares e sermos vistos como indivíduos

---

[11] RARA entrevista de Freud. **Formação Freudiana**, 20 abr. 2010. Disponível em: https://www.freudiana.com.br/destaques-home/entrevista-com-freud.html. Acesso em: 16 mar. 2022.

diferentes e especiais. Pela felicidade, buscamos, desesperadamente, encontrar prazer em coisas de valor material.

Essas ações mostram o quanto a sociedade tem medo de falar sobre sofrimento. Enxergamos inúmeros obstáculos para aceitá-lo como sendo intrínseco à condição humana. Temos a cultura de achar que sofrer é errado, que é feio. Nos fazem acreditar que é mais fácil tomar um comprimido para que não sintamos nada. Mas não é bem por aí, não é mesmo?

Quando negamos o sofrimento, o que fazemos é fortalecê-lo. Assim é com a ferida de nossa alma: ela cresce e piora toda vez que alguém diz algo de que não gostamos, quando nos tratam com indiferença, quando as coisas não vão bem, quando os amigos não nos chamam para sair, quando os filhos não nos visitam, quando nos sentimos obrigados a fazer algo que não queremos, quando dizemos "sim" e queremos dizer "não", quando nosso trabalho não remunera bem, quando chove, mas deveria fazer sol, e assim por diante. É preciso encarar o sofrimento de frente, essa é a única forma de transcendê-lo. Negá-lo sempre nos acarreta um alto custo.

Sei que não é fácil; é necessária uma boa dose de coragem para lidar com o que está alimentando nossa dor e fitar a sombra, ou seja, o ego, aceitando esse estado interno de descontentamento. <u>Acredite: a vida é difícil para todos, apesar das fotos de riso fácil nas redes sociais.</u> Reconhecer o sofrimento interno que carregamos, causado pela culpa inconsciente, é essencial para nos libertarmos dele.

Apesar de estarmos em um momento propício para transcender esse sofrimento, com um expressivo despertar de consciência acontecendo, muitos ainda estão aferrados às suas crenças limitadas, vitimizadas, fazendo de tudo por um pouco de reconhecimento, atolados no medo de não ter valor, inconscientes de que é o desejo de ser especial que impulsiona suas ações e que gera suas dores.

A dor pode ser real; já o sofrimento vem de nossa interpretação do que acontece, e sempre é opcional.

O DESEJO DE SER ESPECIAL

O desejo de ser especial nos impulsiona, por mais que ainda não nos demos conta disso. Desde o nascimento até a morte, andamos pelo mundo em busca de um lugar ao sol, um lar, um lugar seguro, alguém que cure a nossa ferida, que nos dê amor, que nos valorize e nos faça sentir que somos amados.

Estamos tão inconscientes do jogo do ego que não percebemos que é por meio da busca incessante da nossa imagem idealizada, para ser "especial", que aprofundamos a nossa ferida. Perceba: se você precisa lutar para ser uma pessoa digna de amor e respeito, está inconscientemente dizendo que é indigna e sem valor.

Quando procuramos o sentido da vida em coisas externas, estamos negando nossa verdadeira identidade. Negar o que somos é a causa do nosso sofrimento, pois nos leva a lutar com o momento presente e a buscar uma projeção inexistente de nós mesmos para o futuro. Essa busca, pelo que temos e somos, só pode trazer mais dor e sofrimento, pois o vazio persiste e a carência, também.

Queremos ser felizes sem saber o real sentido de felicidade, sem reconhecer que buscamos o que já temos. A autora estadunidense Byron Katie nos adverte que tudo está dentro de nós: "Até que não haja paz em ti, não haverá paz no mundo, porque tu és o mundo, tu és a Terra".[12]

Felicidade, contentamento e paz. Quantos de nós conseguem reconhecer a felicidade autêntica? Com certeza você já ouviu este axioma: "a felicidade está dentro de nós". Por que então não podemos senti-la consistentemente? Por causa da nossa ignorância. Ela está dentro de nós, mas acreditamos na promessa do ego de que

---

[12] KATIE, B.; MITCHELL, S. **Mil nombres para el gozo**: vivir em armonía con las cosas tal como son. Barcelona: La Liebre de Marzo, 2009. p. 17 [tradução livre].

quanto mais especiais e perfeitos formos, mais felizes seremos. No entanto, quanto mais a buscamos no mundo exterior, mas insatisfeitos ficamos.

VIVEMOS INSATISFEITOS

Se estamos em casa, sonhamos com os dias na praia; se nos sentimos realizados por termos alcançado uma meta, imediatamente precisamos estabelecer outra; olhamos para a grama do vizinho, e sempre parece estar mais verde do que a nossa. Pensamos ser merecedores de tudo o que nos é dado; porém, lá no fundo, acreditamos que merecemos ser castigados por existir em nós uma maldade intrínseca.

A condição humana nos impõe o fardo do pecado, e nos enxergamos como pecadores. Somos assombrados pelo sentimento de culpa, e defender nossa autoimagem, dignidade, paz e felicidade nesse contexto torna-se um ato de reivindicação e luta contra as dúvidas e os demônios que impedem que avancemos rumo à paz.

Sob o mindset do ego, acreditamos ter perdido o poder da mente. Sentimo-nos pequenos e fragmentados. Buscamos compreender o mundo a nossa volta e transformá-lo em um lugar melhor. O ego, eternamente insatisfeito, fomenta ideias em nossa mente e usa o sofrimento como aliado para nos manter adormecidos. A crença de que o sofrimento dignifica e enobrece se torna uma profecia autorrealizável quando reproduzimos a ideia de que somos pecadores por natureza e deixamos o sentimento de culpa nos acompanhar, reforçando crenças como "sem dor, não tem valor".

Nesse ciclo, continuamos fazendo papel de vítimas, reféns de um sistema de pensamento no qual não há a menor possibilidade de paz e felicidade autêntica.

O VITIMISMO COMO PROVA DE QUE O SOFRIMENTO É REAL

Quando utilizo a palavra "vitimismo", lembro das pessoas que vivem se queixando da vida, achando que tudo de ruim sempre acontece com elas. Mas, acredite, nem sempre reconhecemos o vitimismo em um nível mais profundo, sobretudo quando estamos em situações em que nos sentimos injustamente tratados pela vida: uma ruína financeira, uma doença grave ou um acidente. Nesses momentos, o vitimismo pode parecer a atitude certa, afinal a situação nos mostra nossa impotência frente aos fatos.

O paradigma do vitimismo é o primeiro que devemos romper se desejamos experimentar níveis mais profundos de paz, contentamento e alegria. É preciso deixar de lado a noção de que somos espectadores impotentes ou folhas ao vento. Por estarmos treinados a olhar sempre para fora, desenvolvemos uma enorme repulsa por tomar a responsabilidade pelo que sentimos e pelas nossas experiências, fazendo com que pareça normal estarmos sujeitos a certas coisas sobre as quais não temos nenhum controle.

Na base do vitimismo está a crença de que somos um corpo, e que este tem poder sobre a mente, trazendo-nos sensações, sintomas e doenças que determinam como nos sentimos. Quando acreditamos que o corpo é nossa morada, acatamos as leis do ego de vulnerabilidade e pequenez. É como construir uma casa em cima de um banco de areia que pode ruir a qualquer momento.

Basta que tenhamos uma pequena dor de cabeça para percebermos o quanto nossa mente está refém do nosso corpo. Reagimos ao que acontece com ele e ao que outros impõem a nós sem objetar, como se não houvesse alternativa. Aceitamos a ideia de que podemos ser feridos e sofrer perdas. Não nos passa pela cabeça questionar a forma como nos relacionamos com o mundo. Aprendemos que ele determina como devemos nos sentir, o que devemos pensar e fazer. Isso parece tão certo, inquestionável, nossa impotência parece tão real que tudo o que experimentamos justifica nossa aparente debilidade.

Aqueles que se sentem vítimas acreditam que todos os seus traumas, sua incapacidade, suas dificuldades e sua infelicidade são causados por coisas externas a eles. E, assim, conduzem o jogo vítima-vitimador com as pessoas à sua volta. É o marido que não é carinhoso, que não é um bom pai, a mãe que nunca deu afeto, os filhos que não os valorizam, os impostos que não nos deixam progredir. <u>O vitimismo é um grande trunfo do ego para aliviar a culpa inconsciente, pois, se somos vítimas, há algo ou alguém lá fora para culpar.</u>

O que o ego não nos conta é que lançar a culpa lá fora é uma tentativa fadada ao fracasso. Quanto mais culpamos, mais nos sentimos culpados. Trata-se de um ciclo de ataque/defesa que nos leva a agir sempre do mesmo modo. Se queremos ser livres e sair desse ciclo, precisamos reconhecer a voz que fala em nossa cabeça: o mindset de medo e sofrimento ao qual estamos presos.

O MINDSET DE MEDO E O SOFRIMENTO

Tudo começa na mente; todo sofrimento vem da mente. Na verdade, o mundo é neutro e todas as situações também o são, é a nossa interpretação que atribui significado ao mundo. Assim, criamos as nossas experiências a partir do acordo que firmamos com os pensamentos que circulam em nossa mente. Quando dizemos "Ok, você está certo, vá em frente" a um pensamento de medo, fortalecemos esse mindset.

Criamos
as nossas
experiências
a partir do
acordo que
firmamos
com os
pensamentos
que circulam
em nossa
mente.

Os estudos do psiquiatra e professor espiritual estadunidense dr. David Hawkins demonstram que estudantes de espiritualidade avançada são muito menos propensos a se debilitar diante de vírus, bactérias, produtos artificiais, luz fluorescente, por exemplo, pois entendem que não são vítimas de causas externas e, assim, recuperam seu poder como criadores da própria realidade.[13]

A dor pode ser real; já o sofrimento vem de nossa interpretação do que acontece, e sempre é opcional. Sofrer não faz sentido. Não devemos negar o que sentimos, mas temos de nos lembrar de que a felicidade não depende das coisas externas, de tudo correr bem ou de "ter" mais ou "ser" mais.

Todo sofrimento é falta de amor; movimento de contração. Desse modo, é possível afirmar que a liberação do sofrimento está diretamente relacionada a quanto Amor estamos dispostos a permitir que se expresse por nosso intermédio. Mas não sabemos o que é o Amor, e nossas resistências são tão grandes que não o identificamos pulsando vibrante dentro de nós. Seguimos procurando o Amor no mundo externo: em pessoas e objetos. Essa busca infrutífera está gerando um iminente colapso. Gerações e gerações estão gritando *socorro*.

Se não estamos em paz e felizes, é porque algo saiu errado. Pegamos um desvio, saímos da rota, aprisionamo-nos em um estado de consciência ilusório e caótico. Mas há uma saída para isso! Requer tomarmos consciência de quem realmente somos.

A IMPORTÂNCIA DA CONSCIÊNCIA DE QUEM SOMOS

Quando falamos sobre níveis de consciência, precisamos mencionar o dr. David Hawkins, que dedicou sua vida ao estudo deles. Suas

---

[13] HAWKINS, D. R. Deixar ir: o caminho do desapego. Barueri: Pandora Treinamentos, 2019.

pesquisas o levaram a criar um método de calibragem da consciência, com contribuições únicas. Em seu livro *Poder versus força*,[14] ele apresenta o Mapa da Consciência a seguir, ferramenta útil para que possamos entender os aspectos, antes desconhecidos, de como funcionamos e como geramos campos de energia que vibram em frequências diferentes conforme cada nível de consciência.

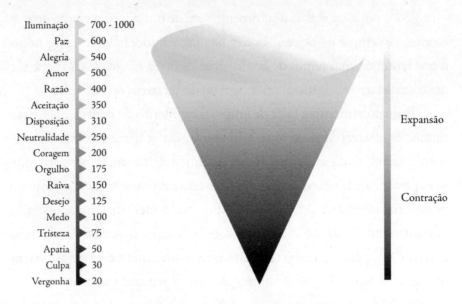

Quando estamos sintonizados em frequências abaixo do nível 200, vivemos em uma energia de medo. Se começarmos a sintonizar frequências de não julgamento, amor incondicional, alegria e paz, abrimos o chacra cardíaco, tornamo-nos livres do medo, expandimos e devolvemos esse amor ao mundo, realizando a nossa função.

Para podermos nos livrar dos paradigmas de medo e de sofrimento e avançar em direção à paz, precisamos despertar a consciência de quem de fato somos, e essa é a maior contribuição que podemos dar ao mundo. O dr. David Hawkins comprovou cientificamente que

---

14 HAWKINS, D. R. **Poder versus força**: uma anatomia da consciência humana. Loures: Alma dos Livros, 2019.

apesar de apenas uma minoria chegar a estados de consciência avançados, essa minoria tem poder suficiente para contrabalancear a negatividade coletiva da humanidade.

> *Embora apenas 15% de toda a população do mundo esteja acima do nível crítico 200 de consciência, a força coletiva desses 15% tem o peso para contrabalancear a negatividade dos 85% restantes da população mundial. Devido ao fato da escala de força avançar algoritmicamente, um simples avatar em um nível de consciência de 1.000 pode, na verdade, contrabalancear totalmente a negatividade coletiva de toda a humanidade.*[15]

É importante sabermos que não existe a necessidade de evolução da consciência, pois já somos iluminados! A Inteligência Espiritual está em nós com todo o seu potencial. Nossa mente pequena e dividida duvida que possa existir uma Instância Mental de pura sabedoria em nós, na qual habita a paz e o amor incondicional, e que nos leva à Consciência Total.

Somos cocriadores com a Fonte, mas, em nossa inconsciência e necessidade de sermos especiais, criamos o medo e todos os seus derivados. Em nosso livre-arbítrio, agora, podemos escolher, outra vez, livrar-nos do medo e de escolher amar. O primeiro passo é reconhecer que temos escolhido pensar com o ego, porém podemos e devemos escolher, pensar e agir com a Inteligência Espiritual.

---

[15] *Idem.*

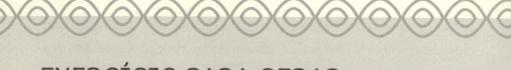

EXERCÍCIO PARA GERAR CONSCIÊNCIA: RECONHECENDO O MINDSET DE EGO

Em meio às atividades diárias, preste atenção ao diálogo em sua mente. Faça isso no trânsito, em seu trabalho, no mercado e, se puder, sente-se por alguns momentos em silêncio, apenas observando os pensamentos que passam pela sua cabeça. Sempre que identificar um pensamento, anote em seu caderno. Exemplo: sou chata, sou boazinha, ele é injusto, estou cansada, essa paisagem me inspira, sempre eu, é difícil, aqui nesse lugar encontro a paz etc.

Observe se os pensamentos que chegam à sua mente são reais. O mindset do ego influencia e modifica tudo o que pensamos. Não importa se é um julgamento, uma crítica, uma mágoa, um elogio ou um pensamento que causa ansiedade em relação a acontecimentos futuros, planos, assim como não importa se há arrependimento ou gratidão por coisas externas, se há impaciência, inveja, vingança, vitimismo etc.

Reconhecer a presença do mindset do ego não é se condenar por pensar sob a influência dele, mas reconhecer essa energia e tornar-se consciente do diálogo interno, pois é ele que determina o nosso sentir. Após identificar essa voz, diga a si mesmo: "Esse pensamento é um pensamento do mindset do ego. Não quero mais pensar dessa maneira. Escolho pensar com a ajuda da Inteligência Espiritual".

AXIOMA:
SOU A ORIGEM DAS MINHAS EXPERIÊNCIAS MOMENTO A MOMENTO.

2

Conecte-se ao Amor e desconecte-se do ego

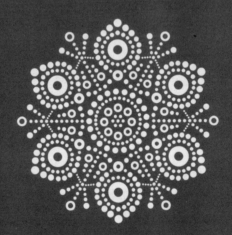

> *No mundo da escassez, o amor não tem significado e a paz é impossível. Pois o ganho e a perda são ambos aceitos e assim ninguém tem consciência de que o amor perfeito está dentro de si.*[16]

TODOS BUSCAMOS COMPLETUDE, POIS HÁ EM NÓS um profundo senso de carência que nos deixa insatisfeitos. Essa sensação de escassez nos persegue e, assim será, a menos que procuremos a plenitude no local certo: dentro de nós.

O que nos falta é Amor, paz. Atolados do lado da mente em que habita o medo, dissociados do Campo da consciência da paz e amor incondicional, tentamos encontrar o Amor em ídolos (pessoas, relacionamentos, dinheiro, poder, status, um corpo sarado, reconhecimento social etc.) sem obter resultados e seguimos sem entender o porquê. Na verdade, a maioria nem sequer sabe o que busca. Temos uma falsa ideia do significado do Amor e do que traz paz e felicidade. Inconscientemente, transformamos o Amor eterno em um tipo de amor

---

[16] SCHUCMAN, H. Texto. *In*: **Um curso em milagres.** Mill Valley: The Foundation for Inner Peace, 1994.

especial, temporal e limitado, direcionado a certas pessoas, ocasiões e sob determinadas condições.

Um curso em milagres afirma que não precisamos aprender o significado do Amor, mas identificar as nossas resistências, o que estamos colocando entre nós, o Amor e a paz. "Tu não conheces o significado do amor e é essa a tua deficiência. Não tentes ensinar a ti mesmo o que não compreendes e não tentes estabelecer metas para o currículo quando as tuas claramente falharam."[17]

Nós somos os responsáveis por esse abismo entre o Amor e nós mesmos. Desse modo, o primeiro passo para extinguir tal distância é aprender a discernir o que é real (Amor) do que é ilusório (coisas e situações temporais, variáveis e limitadas).

Temos dificuldade, por exemplo, de reconhecer que o amor e os relacionamentos deste mundo são exclusivos e separadores. Eles escondem medo e, se há medo, há projeção de culpa. Com a culpa, o ciclo ataque-defesa se instala, e passamos a gerenciar nossas relações com acusações e desconfianças; o ódio surge como um componente subjacente, sempre na espreita, uma cobra sorrateira pronta para dar o bote. Ao nos relacionarmos com o "outro", sentimos medo: da perda, da traição, da indiferença, do término, da morte. Há um abismo entre nós.

Geralmente, relacionamentos de amor seletivo são de codependência. Eu dependo de você para preencher o meu vazio e vice-versa; dependemos um do outro para sermos completos e felizes e para fazermos o jogo vítima-vitimador. Precisamos de um "outro" para transferirmos a nossa insatisfação, para que possamos sentir solidão, para nos lamentarmos e mostrarmos nossa dor e sofrimento. Precisamos de um "outro" para estarmos em paz e sermos felizes. Todo

---

[17] SCHUCMAN, H. Texto. *In*: **Um curso em milagres**. Mill Valley: The Foundation for Inner Peace, 1994.

relacionamento em que as partes operam no mindset do ego se torna um depositório da culpa inconsciente e, consequentemente, aparecem a escassez e o medo. A menos que o relacionamento seja entregue à Inteligência Espiritual para outro propósito.

Acreditamos que o amor acontece quando amamos nossos familiares e fazemos nossa família ser mais especial que as outras: vivendo, assim, um relacionamento de amor especial. Por outro lado, se brigamos com nossos parentes e odiamos quando os encontramos, formamos um relacionamento de ódio com eles. Acreditar que o amor acontece com um seleto grupo de pessoas que nos são estimadas, mas não com as demais, de quem não gostamos muito, é reduzir o amor, desqualificar sua essência abrangente, inclusiva e poderosa.

Para o ego, o amor é qualitativo e escasso. Ao amarmos algumas pessoas de maneira especial, não podemos amar outras. Por amarmos nossos filhos incondicionalmente, não podemos amar outros. O que aconteceria se amássemos a todos os seres da mesma maneira? Quem seria mais ou menos especial?

QUANDO O MUNDO SE TORNA ESPELHO

Inconscientes do jogo que fazemos no contínuo processo mental de negar o Campo da paz, experimentamos um tipo de alucinação coletiva na qual a sobrevivência do ego acontece por meio da existência de um eu que promove o sentimento de fragmentação que mantém o Amor no fundo de nossa consciência. Por nos sentirmos em pedaços e fraturados, sofremos, pois não nos damos conta de que estamos sempre projetando no outro aquilo que não podemos ver e aceitar em nós. O princípio da cura começa quando reconhecemos que o que mais odiamos no outro é o que não aceitamos em nós mesmos; e o que mais admiramos no outro é o que reconhecemos como virtude em nós. Não há "outro" quando nos relacionamos apenas com o nosso reflexo.

Certa vez, uma cliente chegou à sessão decidida a se separar. Seu casamento durava dez anos, e ela não suportava mais o esposo. Pedi a ela que não tomasse nenhuma decisão com a mente conturbada, que se desse um tempo. Começamos o processo de perdão – e sempre deixo bem claro que isso não significa que a pessoa deva permanecer no relacionamento; o objetivo principal é a cura da mente.

Quando se casaram, ela amava o marido, admirava-o. Porém logo começou a considerá-lo medroso. Tinha medo de tomar decisões, de ficar doente, de viajar e de ser passado para trás. Tais atitudes faziam dele uma pessoa contraída, agressiva e desconfiada. Ela se sentia o oposto disso, considerava-se forte, corajosa e decidida.

No processo de perdão verdadeiro, começamos pelo sentir. Perguntei a ela: "O que você sente?". Sua resposta foi que sentia raiva, nojo e frustração. Sugeri que aceitasse tais sentimentos e os entregasse à Inteligência Espiritual, afirmando: "Não sei para que serve isso" e "Quero ver as coisas de outra maneira".

Aos poucos, ela começou a se tornar uma observadora da própria mente e de seus sentimentos. Certo dia, em um momento simples de decisão em família, quando falavam de negócios, ela se deu conta de que não estava se posicionando, mas internamente queria que ele se posicionasse. Esse foi o pontapé para que reconhecesse o medo em si mesma. Usou o espelho com sabedoria e parou de projetar o seu sentir no marido.

Quando ela parou de lutar com o espelho e passou a vê-lo como um aliado, este se tornou um poderoso instrumento para a liberação daquilo que ela não suportava em si mesma: os traumas, os apegos, as crenças e os julgamentos. Resultado: até hoje estão casados e felizes.

O que nos falta
é Amor, paz.

É muito enriquecedor quando uma relação de amor especial deixa de ser usada pelo ego para a projeção de culpa inconsciente e é entregue à Inteligência Espiritual. O objetivo do ego é encontrar alguém para culpar, tirar de si aquela sensação ruim, mas a Inteligência Espiritual tem outros planos para nossos relacionamentos: Ela deseja usar os relacionamentos para a prática do perdão verdadeiro, para o retorno ao Ser e a lembrança de que todos somos Um.

O QUE NÃO ESTAMOS RECEBENDO É EXATAMENTE AQUILO QUE NÃO ESTAMOS DANDO

Muitas vezes senti que a vida e as pessoas à minha volta estavam em débito comigo. Eu me esforçava ao máximo, dava o meu melhor, mas não acreditava receber o mesmo de volta, pois nem sempre me sentia amada, valorizada e recompensada. Até o dia em que entendi que o sentimento de escassez é oriundo do ego e que só quando estamos nessa mentalidade pequena e contraída podemos nos sentir separados do Amor e esperamos recebê-lo de fora.

Quando lembramos, contudo, que somos o Amor, nos sentimos plenos. Não precisamos de nada em troca: reconhecimento, palavra nem gesto, pois nos sentimos amados e apoiados para sempre. O Amor sabe que sempre dá completude. Se retemos o Amor por considerarmos que o outro não é merecedor dele, por medo ou por qualquer outro motivo, é porque estamos deixando o ego ser nosso professor. Condicionar e economizar Amor nos faz sofrer.

Percebi que, para fazer do Amor a nossa realidade, é preciso observar atentamente o que se passa em nosso interior. Se sentimos falta de carinho, precisamos lembrar que o Amor nos criou carinhosos; se nos falta atenção, precisamos lembrar que o Amor nos criou atentos e dedicados; que, se recebemos ingratidão, precisamos ser mais gratos; se nosso trabalho não nos realiza, precisamos amar o que estamos fazendo mais e mais, pois essa é a chave para a abundância. Hoje, se sinto que me falta algo, eu abraço esse sentimento e peço ajuda para a Fonte, pois fui criada amorosa e isso basta para que tenhamos uma existência plena no mundo. Essa prática espiritual é extremamente poderosa.

Sei que esse exercício é difícil, pois o ego tem fortes argumentos sobre o quanto somos esforçados e bons e estamos sendo usados, sugados e manipulados. Mas não se deixe abater com as tentativas do ego de impedir seu avanço rumo à paz. Por isso, convido você a observar o seu cotidiano. O que sente que lhe falta? Em que aspecto você se sente sugado? Quando espera por reconhecimento? O que você está economizando, se negando a dar? Pare e reflita. Escreva as respostas em seu caderno.

Você perceberá que o que lhe falta é exatamente o que você não está dando.

É importante salientar que amar incondicionalmente não significa fazer todas as vontades do outro, aceitar maus-tratos ou submeter-se a uma relação tóxica, ser abnegado e serviçal, estar à disposição dos outros. Tudo isso é o amor especial do ego.

O VERDADEIRO PROPÓSITO E A EXPRESSÃO DO AMOR

Talvez você esteja enfrentado um momento difícil – uma doença grave, a perda de um ente querido, dificuldades financeiras, um divórcio, problemas no trabalho – ou não esteja conseguindo enxergar um propósito para viver. Tal condição é muito frustrante. Pois todos desejamos encontrar uma forma de exercer nosso papel de maneira especial no mundo.

A meta deste mundo é que nos realizemos através de nossas conquistas, posses, aprendizados, importância, felicidade e ajuda ao outro. Acontece que a verdadeira realização não pode ser encontrada dessa maneira.

Buscamos uma vida de equilíbrio e nos consideramos vitoriosos quando enfrentamos apenas um pouco de sofrimento. Pensamos que a vida é justa quando conseguimos as coisas que desejamos, quando obtemos o merecido reconhecimento, alguém que elogie nossa comida e nos faça sentir que somos importantes.

No entanto, mesmo quando encontramos a tal realização máxima, sentimos escassez. Isso ocorre porque não conseguimos entender nosso verdadeiro propósito. Ele não está relacionado ao que nos tornamos ou fizemos ou quão especiais nos tornamos, mas a um despertar de consciência, ao quanto de Amor estamos dispostos a expressar, à autorrealização, ao encontro com o Campo, à lembrança de quem somos.

Se estamos cansados de buscar infrutiferamente a paz e a felicidade, devemos nos perguntar: "O que estou fazendo agora que me separa da consciência de paz? O que estou fazendo para me sentir desmotivado?". Perceba: todo poder para criar o bom, o belo e o sagrado lhe foi outorgado. De que maneira você tem usado esse poder?

A AUTOIMAGEM IDEALIZADA

Nesse mundo de contrastes em que nos sentimos pequenos, precisamos construir uma autoimagem idealizada, uma ideia perfeita de quem desejamos ser: personagens com uma vida de conquistas e vitórias, cheios de amor e reconhecimento. Essa autoimagem funciona como uma armadura. Nela, sentimo-nos protegidos e fortes; ao usá-la, evitamos que vejam as contradições que habitam em nós. Contradições que projetamos lá fora, no outro, no mundo.

Quando acreditamos que, por intermédio das conquistas do personagem, alcançaremos a felicidade, colocamos nossa fé no nada. Afinal, essa autoimagem idealizada não tem nada a ver com nossa essência, é produto do ego. É por causa dessa busca que sofremos, uma vez que no fundo acreditamos ser esse pequeno "eu" vulnerável, carente, necessitado e pecador – tão distante da autoimagem idealizada.

Cultuamos nossos ídolos (pessoas, objetos, conquistas, paisagens e sentimentos) e lhes conferirmos o poder de nos proporcionar êxtase e encantamento. Constatamos: "Esta paisagem me dá paz"; "Ele me faz feliz"; "Você me magoou"; "Este trabalho me estressa". Mas perceba: se algo tem o poder de fazê-lo feliz, também o terá de feri-lo. E tenha certeza de que, mais dia, menos dia, todos os seus ídolos falharão e sua falsa sensação de felicidade se esvairá.

Novamente: sentimentos de sofrimento, culpa, medo, alegria, dor, angústia, ansiedade ou qualquer outro só podem afetá-lo porque você confere poder às coisas e às pessoas para tal. Ao olharmos em volta através das lentes do ego, encontraremos incontáveis evidências para o nosso mal-estar: um mundo cruel, fome, miséria, genocídios, corrupção, doença, morte, vírus, caos. Tudo isso pode parecer real para uma mente que está dominada pelo mindset de medo, mas não é real quando usamos as lentes da Inteligência Espiritual. E não pense que isso é uma forma de negligenciar o sofrimento; pelo contrário, a visão curada do mindset do Amor nos leva a outro nível de consciência em que entendemos que não há sentido em sofrer, pois simplesmente não há ferida. Ela é uma criação nossa, de uma mente fragmentada, desviada para o medo e atolada em suas crenças de que o sofrimento é real. O Amor somente cria amor.

Se continuarmos olhando para fora, atribuindo ao mundo o papel de causa, incapazes de reconhecer que ele é apenas um efeito daquilo que se passa em nossa mente, nunca sentiremos a

O Amor
somente
cria amor.

paz e a felicidade autênticas. Se não pararmos para observar nossos pensamentos, nosso subconsciente refletido no espelho, nem reconhecermos aonde nossas escolhas estão nos levando, seguiremos sofrendo, buscando do lado de fora aquilo que já temos em nosso interior. Não é necessário trocar de trabalho, se divorciar ou mudar de país. Costumo dizer em tom de brincadeira que não adianta fugir, pois, aonde você for, você estará.

COMO O EGO LIDA COM AS FERIDAS

O ego tem o próprio método de lidar com as feridas que ele mesmo cria e nos faz acreditar que existem em nosso interior. São três os pilares nos quais o ego se fundamenta: pecado, culpa e medo.

Fomentamos a **culpa** e a usamos como forma de correção, a fim de que os erros não se repitam e de que cresçamos com eles. De modo sutil, também compactuamos com ela quando apontamos o dedo para nós mesmos e para os outros, dando sentido ao sofrimento, garantindo que, sim, merecemos mesmo ser punidos pela vida. Como se o sofrimento fosse uma moeda de pagamento pelas nossas faltas. Perceba: culpados por nossos **pecados**, merecemos ser punidos e sentirmos medo – e, assim, nos distanciamos do Amor.

O ego também utiliza o **medo**, uma consequência imediata da culpa, como fonte corretiva. Todo medo, independentemente da causa, é resultante da culpa por acreditarmos estarmos separados do Amor. Assim, o ego usa o medo para nos dominar, nos manter afastados uns dos outros, nos manter prisioneiros. Age como um autocastigo.

Carla fez um aborto na adolescência. Agora, aos 45 anos, casada e com dois filhos lindos e muito queridos, tinha uma vida boa, mas havia uma sombra de culpa que a atormentava, prejudicando o seu sono. Ela já havia feito terapia por muitos anos, entretanto não encontrara alento para o seu coração arrependido.

Começamos com sessões semanais de perdão e avançávamos bem em vários aspectos da sua vida, exceto nesse ponto. Havia muito medo em se libertar daquela culpa. O método do ego de lidar com a situação a fazia acreditar que, ao manter o sentimento de culpa – ou seja, a ideia de "eu pequei, eu mereço sofrer" –, estaria garantindo que seus filhos não sofressem as consequências de seus atos. Ela tinha medo de que, se se libertasse da culpa, eles é que seriam punidos.

Tal percepção estava enterrada no seu inconsciente e, por isso, levamos bastante tempo para que ela percebesse o jogo do ego e se perdoasse. Ela não desistiu, estava decidida a viver de outra maneira e, com a ajuda da Inteligência Espiritual, aprendeu a perdoar e se libertou daquela culpa. Quando o desejo do nosso coração de paz (ser feliz) é maior do que o desejo de conflito (ter razão), nós sempre conseguimos.

Somente alcançaremos a completude, a paz e a felicidade autênticas ao nos conectarmos ao Amor. Se continuarmos limitando e condicionando o Amor, dando ouvidos às armadilhas do ego, entregando-nos ao medo e à culpa, não despertaremos para o Ser que realmente somos, estaremos limitados a uma vida de escassez. É com esse objetivo em mente que seguimos esta jornada rumo a uma vida plena, em unidade com o Amor.

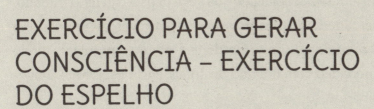

EXERCÍCIO PARA GERAR CONSCIÊNCIA – EXERCÍCIO DO ESPELHO

Busque um momento em que sentiu uma emoção forte: tristeza, raiva, nojo, mágoa, culpa, medo, enfim, uma emoção que lhe causou ou ainda causa sofrimento. Após reviver a cena, dispa-se de seu personagem, escolha um lugar na plateia e sente-se. Convide a Inteligência Espiritual para sentar-se ao seu lado, pegue sua mão e peça que o deixe ver através da Sua visão. Permita-se ser direcionado por ela.

Olhe para o palco onde você e outros estão representando a cena. Observe todos os personagens, inclusive a si mesmo. Reviva a sua emoção. Preste atenção na emoção sentida, na sua criança ferida. Reconheça que essa cena tem algo a lhe ensinar. Encare o palco como uma sala de aula.

Responsabilize-se pela cena; é sua projeção. Ela está lhe passando informações muito importantes sobre você: suas sombras, isto é, os defeitos que você detesta e, por isso, os mantém ocultos, acarretando sofrimento a si mesmo. A intenção não é analisar a sombra, mas observar o mindset do ego agindo, reconhecê-lo. Esse é o primeiro passo rumo à paz mental. A fórmula da paz requer que deixemos de negar esses aspectos e passemos a integrá-los. Já o mindset do ego não deseja que você os acolha. Ele quer que você continue rejeitando a sombra.

Olhe para o cenário como um espelho benevolente. Ele lhe apresenta as partes que necessitam ser levadas à Inteligência Espiritual para serem acolhidas e amadas; os aspectos da culpa inconsciente que se manifestam em seu cotidiano, e que você pensava já ter perdoado.

Somente quando agimos assim, vendo através de um espelho benevolente o que ainda falta perdoar e amar, sem julgar, tendo um olhar imparcial e com a ajuda da Inteligência Espiritual, conseguimos nos libertar.

AXIOMA:
A CONSCIÊNCIA DE PAZ ACEITA TODAS AS COISAS, ABRAÇA TODAS AS COISAS, ACOLHE TODAS AS COISAS E TRANSCENDE TODAS AS COISAS.

Acessando a Inteligência Espiritual em você

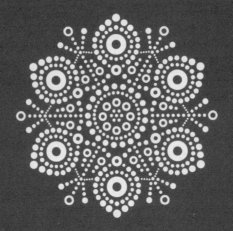

> *O oposto da alegria é depressão. Quando o teu aprendizado promove depressão em vez de alegria, não podes estar escutando o Professor alegre de Deus nem aprendendo Suas lições.*[18]

ESTAMOS PRESOS A UM MINDSET DE MEDO QUE gera uma realidade ilusória na qual pensamos viver. Acreditamos ser uma pequena identidade, lutamos por ela e buscamos lapidá-la, a fim de provar o seu valor, mas não nos vemos como o Amor que tudo abarca, porque não lembramos que a Inteligência Espiritual está dentro de nós – não é que o Amor tenha nos abandonado, nós que escolhemos experimentar nossa vida sem ele. Sentimo-nos desconectados daquilo que é sagrado e espiritualmente incapazes. Dizemos a nós mesmos que espiritualidade é algo para se pensar na velhice, quando estamos próximos de morrer.

---

[18] SCHUCMAN, H. Texto. *In*: **Um curso em milagres**. Mill Valley: The Foundation for Inner Peace, 1994.

Não pense que lhe falta Inteligência Espiritual, que precisa fazer algo para desenvolvê-la – talvez tornar-se um monge, um iogue ou um meditador, mudar seus hábitos alimentares ou deixar de trabalhar. Nada disso! <u>Você está no lugar mais perfeito que existe neste instante</u>, com as pessoas e as experiências certas para sua prática de discernimento e para soltar tudo o que é falso.

Soltar o que é falso diz respeito a usar as coisas do mundo sem apego, fazer do dinheiro aquilo que ele realmente é: uma moeda de troca, não um ídolo do qual você tem medo de ficar sem. É também fazer dos seus relacionamentos salas de aula nas quais você aprende sobre perdão. Soltar o que é falso é um trabalho mental em que reconhecemos que somente aquilo que vem do Amor é real. Ao reconhecermos que os recursos do mundo falharam em nos trazer paz e felicidade, abrimos a mente para uma nova visão sobre o sofrimento e sua causa.

Houve um tempo em que eu acreditava que este mundo dual, louco e contraditório era a minha realidade. Meus sentidos não me permitiam ir além do físico e, mesmo vinda de uma família católica, o mundo espiritual era distante e um tanto sem sentido para mim. Por volta dos 28 anos, minha percepção começou a mudar. Meu pai foi diagnosticado com câncer de pulmão, e eu comecei a buscar respostas que me levaram a ampliar minha visão e a compreender por que a humanidade sofre tanto desde sempre.

Nessa minha procura por respostas e por um sentido, conheci grandes pensadores, entre os quais o filósofo Ken Wilber, cuja obra *Psicologia Integral* é considerada um marco no estudo do desenvolvimento humano ao integrar as psicologias do Oriente e do Ocidente, reconhecendo uma realidade – o Campo – muito além dos sentidos. De acordo com o autor:

> *Se você quiser ver a alma, você precisará se voltar para dentro. Precisará desenvolver a sua consciência. Precisará crescer e evoluir na sua capacidade para perceber as camadas mais profundas do seu Eu, que revelam níveis superiores da realidade; o grande interior que está além: quanto maior é a profundidade, mais elevada a realidade.*[19]

Também encontrei os estudos de Danah Zohar, cientista e filósofa da Universidade de Oxford. Em seu livro *Inteligência Espiritual*, ela fala sobre uma terceira inteligência, a espiritual, e como a medir, melhorar e desenvolver: "Um QI reduzido torna-nos incapazes de resolver problemas racionais, um QE [quociente emocional] reduzido faz com que nos comportemos como estranhos nas situações em que nos encontramos, mas um QEs [quociente espiritual] reduzido arruína nosso Eu".[20]

É inegável que, quando desenvolvemos a terceira inteligência através de meditação, recolhimento, silêncio, contato com a natureza, oração e alimentação saudável, contribuímos na redução da entropia[21] da mente. No entanto, acalmar os pensamentos para vermos as coisas com mais clareza, apesar de importante, não é suficiente. Minimizar o medo em nossa mente não o elimina e, por isso, não nos tira do pântano (mindset do ego). Nossa paz ainda é rasa; nossa felicidade, fugaz; tudo depende de fatores externos e da ausência de conflitos.

Para sairmos de fato desse estado mental fragmentado, precisamos da ajuda de uma Inteligência que não é deste mundo. Essa

---

[19] WILBER, K. **Psicologia Integral**. Barcelona: Kairós Editorial S.A., 2003. p. 208.
[20] ZOHAR, D.; MARSHALL, I. **Inteligência Espiritual**: aprenda a desenvolver a Inteligência que faz a diferença. Guarujá: Viva Livros, 2012. p. 203.
[21] Entropia é uma grandeza física utilizada na Termodinâmica para medir o grau de desordem de um sistema.

Inteligência vem do Amor, é completa e perfeita, não necessita ser aprimorada. Se queremos acessá-la, precisamos limpar a nossa mente para que ela aflore. E, quando isso acontece, é indescritível de tão maravilhoso.

UMA SENSAÇÃO INDESCRITÍVEL

Em uma de minhas viagens ao Peru, desci do trem que vai a Aguas Calientes, cidade aos pés de Machu Picchu, alguns quilômetros antes da estação. Eram nove da manhã quando minha filha, nosso guia e eu adentramos na trilha Inca. Dormiríamos na última parada da trilha, pois queríamos estar ao amanhecer na entrada principal da cidadela, a Porta do Sol – Intipunku, antiga porta de entrada para Machu Picchu, localizada no alto da montanha de onde se tem uma vista espetacular de todo o complexo… desde que não haja nevoeiro.

Nas outras vezes em que estive em Machu Picchu, cheguei à cidadela de micro-ônibus, um daqueles que levam os turistas desde Aguas Calientes. Então, para mim, essa era uma oportunidade ímpar. Só que, justamente naquele amanhecer, havia muito nevoeiro, encobrindo toda a cidadela. Não era possível ver nada a um metro de distância.

Trilheiros de todos os cantos do mundo passavam pela Porta do Sol ao amanhecer, no ápice de uma caminhada intensa de quatro dias. Os guias, exaustos e com urgência de retornarem a seus lares, apressavam a todos. Olhei para minha filha e disse: "Só saio daqui quando o nevoeiro se dissipar". Ela me olhou desconfiada, e nosso guia assentiu com um sorriso; ele percebeu que ninguém me faria descer antes que o sol abrisse.

Sentadas à beira do penhasco, olhamos a dança das brumas. E valeu cada segundo. Por volta das dez da manhã, elas começaram a se dissipar, e um céu magnífico surgiu. De repente, lá estava ela, a extraordinária Machu Picchu. Foi incrível! Uma sensação indescritível.

É exatamente assim que nos sentimos quando as brumas (os pensamentos de medo) se dispersam e dão espaço para o Campo de consciência de paz se descortinar. Uma sensação de ressurreição toma conta de nosso coração e nasce uma certeza inabalável de que algo sagrado está dentro de nós.

Enquanto não pudermos vislumbrar o sol além das brumas, experimentaremos o vazio e a fragmentação inerentes à condição de nos sentirmos humanos. Para deixar essa condição, precisamos entender que na realidade do Amor fomos criados Um. No Campo de consciência de paz e do Amor incondicional não necessitamos evoluir, apenas despertar para essa realidade.

Precisamos perceber que não somos um ser pequeno carente, vulnerável e cheio de medos. Somos o *todo*. Não somos a gota de água, somos o *oceano*. Este nosso corpo é um instrumento neutro, e a morte, uma ilusão. Se queremos sair desse mindset e tomar posse de nossa herança divina, temos de resgatar a memória de que somos divinos. Apesar da névoa em nossa mente não nos permitir enxergar isso, é nesse nível de consciência que estamos, de onde nunca saímos, é nosso estado natural.

Da mesma maneira que tive paciência para esperar a névoa se dissipar para contemplar Machu Picchu em toda sua glória, é preciso ter serenidade e gentileza com a nossa mente ao longo desse processo de despertamento. A princípio, a dor, o medo e a culpa podem parecer maiores, pois estamos acostumados a negar o que sentimos. Mas não desista! Continue em frente. Em breve, o sol o brindará com um céu azul e sem névoas.

ENTENDENDO COMO NOSSA MENTE OPERA

Dois sistemas de pensamento operam em nós: o ego (cuja emoção base é o medo) e a Inteligência Espiritual (cuja emoção base é o Amor);

entre os dois há um abismo que precisamos transpor se quisermos habitar o Campo de paz.

De um lado, está o mundo real, o mindset de Paz, a Inteligência Espiritual, o Campo de paz. Não é um lugar no tempo e no espaço, mas um estado da mente que reconhece sua verdadeira identidade. É a nossa realidade aguardando intacta para ser acessada.

Do outro lado, está a mente que acredita estar separada de sua Fonte, o ego, mindset do medo, causador de solidão, sofrimento, vazio e tristeza. Permanecemos nesse mundo mental, não porque Deus assim desejou, e sim pelos acordos inconscientes que fizemos e criamos.

Até pode parecer que Amor e o medo coexistem em nossa mente, porém isso é impossível, pois: "O amor perfeito expulsa o medo. Se o medo existe, então não há amor perfeito. Mas: Só o amor perfeito existe. Se há medo, ele produz um estado que não existe".[22] Esse estado produzido pelo medo é o que chamamos de "vida". Por sermos guiados pelo mindset do ego, não sentimos a Inteligência Espiritual preenchendo nossa mente, o Amor em nosso coração e, por isso, sentimos escassez, vazio e solidão e buscamos lá fora aquilo que já temos em nosso íntimo.

Quando estamos no Campo de consciência de paz e felicidade autênticas, estamos em um estado de consciência desperto, que atingimos ao percebermos que somos Um com o Amor. Conforme praticamos o discernimento entre o real e o ilusório (perdão verdadeiro), atravessamos o abismo pela parte mais estreita, a via rápida. Essa é a prática mais importante que podemos aprender nessa jornada que chamamos de vida; é por meio dela que nossa consciência, aos poucos, se amplia e se prepara para desfrutar do Campo.

---

22 SCHUCMAN, H. Texto. *In*: **Um curso em milagres.** Mill Valley: The Foundation for Inner Peace, 1994.

Não podemos envelhecer sem fazer a nossa jornada valer a pena.

A verdade é que só não estamos perdidos para sempre aqui desse lado devido à memória do Amor que nunca nos abandonou: a Inteligência Espiritual. Todos nós temos uma vaga lembrança do Campo, o outro lado do abismo. Algo que ressoa em nosso coração e nos faz querer fazer a travessia que todos faremos um dia. É para isto que serve o tempo: para que possamos encontrar o caminho de volta.

O MUNDO QUE VOCÊ VÊ É O MUNDO QUE QUER VER

Primeiro, olhamos para dentro, escolhemos o código (medo ou Amor) e, depois, olhamos para fora e vemos o mundo que queremos ver. Nós tomamos a decisão de ensinar Amor ou medo, unicidade ou fragmentação, paz ou guerra. É em nossa mente que essa escolha é feita; e é a partir dela que surge a nossa percepção de mundo e, consequentemente, as nossas experiências.

Quando nossa escolha primária é o código-fonte medo, o resultado é o mundo da dualidade: se estamos felizes, podemos esperar pela tristeza; conhecemos a paz através da guerra, a alegria através da dor, o amor através da perda, o sucesso através do fracasso. As leis da dualidade reforçam a separação e prestam culto ao sofrimento, como uma forma de alcançar um estágio espiritual mais elevado.

Não escolhemos o medo conscientemente. Sentimos medo porque, de modo persistente, escolhemos ser autores de nossa história. Assim, entramos em um ciclo de culpa e de medo que gera separação que, por sua vez, gera mais medo; é desse modo que o sistema de pensamento ego-medo se retroalimenta. Não somos os únicos a experimentar o medo, a escassez. Nunca somos os únicos a fazer essa escolha.

Quando nos sentimos abençoados e gratos, é importante ter certeza de que esse sentimento se distancia da gratidão por coisas e por pessoas ou, ainda, que nasce comparado à realidade de outras pessoas, pois isso reforça a crença de que a paz e a felicidade vivem fora de nós. É preciso compreender que a verdadeira gratidão só nasce da consciência do Ser.

Estamos tão esquecidos de nossa realidade, dissociamos tanto o código-fonte Amor, que nossa única alternativa é "escolher outra vez". Isso significa que estamos determinados a ver as coisas de outra maneira, ou seja, colocar nossa fé no Amor e aceitar que uma nova interpretação venha a nós. Esse gesto é extremamente poderoso, um salto quântico com um poder transformador inimaginável.

Recordo bem quando Joana, uma colega, teve esse despertar de consciência. Ela não gostava da família do marido. Visitava os familiares dele por obrigação e sempre saía irritada dos encontros, julgando como se comportavam e o que diziam. Por anos, permitiu que os filhos soubessem de seus sentimentos, fazendo com que eles não conseguissem criar laços com seus avós, tios e primos. Ela sentia que tinha razão, que seu jeito de ser e pensar era melhor e mais correto do que o dos outros.

Quando começou a estudar o livro *Um curso em milagres*, percebeu o quanto esse desejo de ter razão afastava o marido de sua família e, por mais que ele não se queixasse, fazia-o sofrer. Ela decidiu que não queria mais viver dessa maneira. Praticou o exercício do espelho, tornou-se responsável pelo que sentia e fez outra escolha.

Aos poucos, tudo mudou. Sempre que ela se encontrava com os familiares do esposo, conseguia reconhecer sua resistência ao Amor, suas críticas e seus julgamentos. Hoje em dia, ela ama estar na companhia deles e sente gratidão quando vê os filhos juntos dos avós. Aquele roteiro, que era para ser de discórdia e separação, passou a ser inspirado pela Inteligência Espiritual, e o sofrimento foi transcendido e substituído pelo Amor.

Quando tomamos a decisão de escolher outra vez, nossa mente se abre a uma nova forma de ver e entender o mundo e as pessoas;

chamamos essa visão de milagre. O milagre revela um mundo abstrato, curado e íntegro, algo que antes não podíamos reconhecer devido às nossas crenças. Esse mundo emerge em nossa consciência à medida que, gradativa e deliberadamente, fazemos outra escolha, soltamos o medo e confiamos na Inteligência Espiritual que habita em nós.

Este livro tem como objetivo ser a ferramenta para que você experimente uma mudança radical de percepção e *seja* a paz que você quer encontrar. Conecte-se com o desejo profundo de amor e de paz e faça destas páginas um instrumento poderoso para a sua travessia do código-fonte medo para o código-fonte Amor. Siga comigo e atravesse a ponte do discernimento!

Qual é o código que rege sua "vida"?

CÓDIGO-FONTE MEDO	CÓDIGO-FONTE AMOR
O mundo da forma, da carência, da escassez, do conflito, mescla entre dor e alegria, solidão, culpa, medo, nascer para morrer, lutar para ser melhor, um pouco de paz, sobreviver, buscar o valor no mundo, ter ídolos, cultuar o corpo, adorar objetos, conviver com a limitação e a imperfeição, viver insatisfeito, ser "o melhor", ganhar muito, ser feliz de vez em quando.	O mundo da luz, mundo real, Espírito, paz, alegria, bem-aventurança, graça, eternidade, serenidade, mentalidade aberta, mente voltada para a abstração, confiança em um poder que está em nós, mas não vem de nós, o corpo e o mundo são neutros, tudo opera para o bem, sempre estamos nos relacionando conosco, Ser em vez de ter.
PONTE DO DISCERNIMENTO	

EXERCÍCIO PARA GERAR CONSCIÊNCIA

Estamos acostumados a cuidar do corpo físico. Reservamos tempo para ir à academia, fazemos exames de rotina, vamos ao supermercado, tiramos férias, temos *hobbies*, estudamos, fazemos cursos etc. No entanto, não temos feito o dever de casa quando o assunto é paz mental.

Os cuidados com o mundo da forma não devem ser negligenciados, mas tampouco podemos envelhecer sem fazer a nossa jornada valer a pena. E ela só terá sentido quando retomarmos o elo perdido com a Inteligência Espiritual, ou seja, quando mudarmos nosso mindset do medo para o Amor.

Um certo grau de treinamento é fundamental para podermos reconhecer qual modelo mental estamos permitindo que seja o nosso guia. Se não observarmos o que se passa em nossa mente, seguiremos nos deixando manipular. Devemos ser proativos quanto aos pensamentos que chegam sem pedir licença e determinam a nossa experiência. Sejamos atentos em nosso dia a dia. Observemos os pensamentos que circulam por nossa mente e sua relação com os sentimentos que experimentamos.

Pense: "Reconheço que não estou em paz. Se não estou em paz, é porque escolhi errado. Em algum nível da minha mente, escolhi o ego como professor. Dei poder e realidade ao sistema de pensamento de conflito. Mas sei que posso fazer uma nova escolha. Escolho paz, escolho ser feliz. Observo, reconheço e entrego os pensamentos contraídos de medo. Não julgo, não critico, não condeno. Apenas vejo, reconheço, aceito e acolho... São pensamentos programados pelo ego. Permaneço atento ao meu sentir; ele me avisa quando me desviei para o medo, quando estou no mindset do ego. Quando me dou conta dessa energia em ação, comemoro! E, depois, entrego tudo para a Inteligência Espiritual corrigir a minha percepção distorcida. Faço isso para que a paz seja a minha realidade".

AXIOMA:
NÃO SOU ESSES PENSAMENTOS DE ATAQUE, JULGAMENTO, CRÍTICA, VITIMISMO, CULPA E MEDO QUE CIRCULAM EM MINHA MENTE. SOU PAZ! SOU AMOR! SOU ACEITAÇÃO!

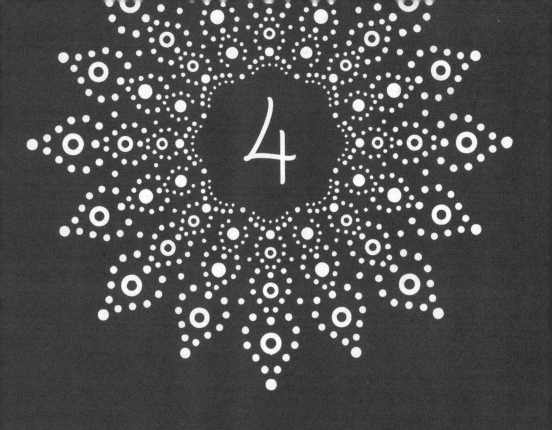

4

O processo de reconhecimento do mindset de paz e felicidade

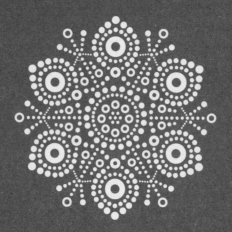

> *Para além das ideias de certo e errado, existe um Campo. Eu me encontrarei com você lá.*[23]

CHEGARÁ O DIA EM QUE JULGAR, CRITICAR, SENTIR escassez e raiva e sofrer não fará mais sentido para nós. Nesse dia, todos nos encontraremos no Campo de consciência de paz. Então entenderemos que estamos todos juntos no nível de consciência de unidade, o Campo que o poeta persa Rumi se refere na citação que abre este capítulo. Um estado completamente diferente do que estamos agora. Jesus chamava de Reino dos Céus e, por isso, Ele dizia: "Estou no mundo, mas não pertenço a ele".[24] Como pessoa, Jesus vivia na dualidade, mas sua mente estava muito além dela, em um estado de certeza e de paz inabalável.

Lembro-me de uma pequena história que li há muito tempo e que me tocou profundamente:

---

[23] RUMI. Para além das ideias de certo e errado. **Pensador**. Disponível em: https://www.pensador.com/frase/MTUzNzIwNg/. Acesso em 12 abr 2022.
[24] JO. *In*: Bíblia sagrada. Cap. 8, vers. 23; Cap. 17, vers. 16.

> *Um jovem foi procurar um mestre e lhe falou do sofrimento que via no mundo. Perguntou como poderia estar em paz e ser feliz diante de tanto sofrimento, de tanta luta, violência, ódio, ganância e separação.*
> *O mestre olhou para o jovem e respondeu:*
> *Acredito que não vivemos no mesmo mundo.*

Sempre que encontro pessoas que se queixam de um mundo cruel e cheio de dificuldades e atrocidades, recordo-me dessa história, respiro fundo e agradeço por poder vislumbrar a paz muito além deste mundo, que transcende o entendimento – que não é deste mundo, que não depende de nada dele e que, por ser uma experiência, é quase impossível ser descrita com palavras.

Esse tipo de paz é aquele que você sente mesmo quando se vê envolvido pelas suas atividades cotidianas: em meio a uma reunião de negócios, no caixa do supermercado, cuidando de um enfermo, enfrentando dificuldades financeiras, desfrutando da companhia de amigos, discutindo política, rindo e falando amenidades. É uma paz perfeita, na qual seu corpo está ali, presente, atento e envolvido, mas sua mente não está no mundo, ela está no Campo.

A paz de Deus e a felicidade autêntica não têm relação com o que você faz ou deixa de fazer, com se dar bem com todo mundo, com sua vida ser um lago tranquilo ou um mar revolto. Paz não é ausência de conflito externo. Não depende de você estar em um lugar calmo, ser amado e aprovado por todos. Não está condicionada a práticas espiritualistas, ritos, doutrinas e crenças. Não está relacionada ao personagem, ao que ele faz, come, veste e prega.

A verdadeira paz está relacionada a quanto estamos dispostos a reconhecer que todas essas coisas não têm significado. Está ancorada no Ser e, portanto, está além das ideias de bem e de mal, de certo e de errado. É um lugar em nossa mente em que moram a alegria e a graça, um Campo de dimensões infinitas, além do tempo e espaço, não linear e altamente atrator, que promove o Amor, a felicidade e a benevolência.

Somos atraídos por esse Campo, por mais que muitos de nós ainda não sejam conscientes disso. É para lá que estamos caminhando, apesar de nos sentirmos perdidos, cavando a todo instante o abismo que nos separa de lá. A velocidade em que faremos a travessia da ponte depende apenas do quanto nosso desejo de *ser* feliz é maior do que o de ter razão.

Quando alcançamos o nível de consciência do Amor, a mente escolhe paz independentemente do que esteja ocorrendo no mundo exterior. Nesse contexto, o mundo se torna benigno, e vemos nas pessoas o reflexo de nós mesmos. Todas as contradições, inseguranças, insatisfações, lutas e faltas são deixadas de lado e substituídas por pensamentos de compreensão, confiança, honestidade, gentileza, paciência e generosidade. No Campo, *ser* sem defesas é a nossa maior defesa.

Fartos de lutar, quando decidimos abandonar o campo de batalha, algo importante acontece: nossos caminhos são endireitados. A princípio, não entendemos de onde vem a ajuda ou o porquê de acontecer, mas o importante é confiar no processo. Não é necessário nenhum esforço nosso. Aos poucos, nos libertamos da necessidade de ter razão – ou seja, do conflito – e passamos a experimentar a verdadeira paz de modo gradual até se tornar a nossa realidade.

No Campo, nossa vontade está alinhada aos pensamentos mais elevados de Amor no mundo da forma. Esse Campo, que é uma parte de nossa mente que permanece livre da autoridade do ego, está dentro de nós. É nele que surge a verdadeira paz, oriunda de uma parte do nosso coração, que permanece intocado pela culpa, e de nossa decisão de ter renunciado ao conflito.

A verdadeira
paz é o mero
reconhecimento
e a simples
aceitação da
verdade.

A PAZ QUE PROMOVE A VERDADEIRA EMPATIA

Para o ego sentir empatia, ele precisa de uma boa dose de inteligência emocional, de ser capaz de compreender as emoções do outro, suas dores, identificando-se com elas. A empatia do ego, apesar de suas boas intenções, apenas duplica o passado, repetindo a mesma história de separação, sem criatividade. Uma vez que baseamos nossos julgamentos no ego, aumentamos o sofrimento e potencializamos a fraqueza. Quando aceito, entendo e sinto a dor e os problemas do outro, estou, inconscientemente, nutrindo essas energias. Quando nos unimos à pequenez, reforçamos a nossa e a do outro.

Assim como o ego tem a sua versão para a empatia, a Inteligência Espiritual também tem a sua. Se pedirmos ajuda a Ela para corrigir nossa forma deturpada de sentir empatia, permitindo-lhe que a use a seu modo, passaremos a nos relacionar por meio da verdadeira empatia. A Inteligência Espiritual nunca se une ao sofrimento, pois entende que ele nasce de uma percepção distorcida. A paz do Campo promove a verdadeira empatia, vê além das aparências, com olhos que perdoam. Fixa na única Realidade, aquela que transcende o mundo da forma, o estado Divino, o Ser, e está disposta a reconhecer esse estado em todos aqueles que encontra no caminho.

Que bênção seria se todos os pais e professores do mundo praticassem a verdadeira empatia! Se buscassem, em primeiro lugar, a essência – reconhecer Cristo –, muito além das aparências, deficiências e dificuldades dos jovens e das crianças. Como seria se fôssemos capazes de reconhecer seus pedidos de amor e oferecer-lhes um olhar que nutre e cura, em vez de rotulá-las e diagnosticá-las, detendo-nos apenas nas aparências.

Você percebe o imenso poder que é tomar uma decisão a favor da paz? Quando promove a verdadeira empatia em vez de ceder ao ego, multiplicando ideias que apequenam e separam? Quando deixamos de ser marionetes do ego e, com a visão curada e íntegra da Inteligência Espiritual, oferecemos um milagre às pessoas, damos a elas a oportunidade de um novo começo.

Você se surpreenderá ao praticar a verdadeira empatia. Verá que a atitude é recíproca: aquilo que você espera das pessoas é exatamente o que elas lhe darão. Isso acontece porque, quando você dá Amor, recebe Amor... somos Um. Só existe um de nós e, por isso, a verdadeira empatia gera efeitos que nossa mente dual não consegue alcançar. Assim, busque a empatia verdadeira! Seu efeito lhe trará paz.

A PAZ É UMA ESCOLHA ATIVA

O que é estar em paz para você? Uma paisagem bucólica? A brisa do mar? Silêncio e meditação? Lembro-me bem de quando percebi que paz é uma escolha ativa. Eu acabara de sair de uma aula de ioga quando uma moto em alta velocidade me fechou. Levei o maior susto, quase bati o carro. Fiquei enlouquecida com o motoqueiro! A raiva tomou conta de mim e vociferei, mesmo ele já estando longe e sem sequer ter ideia dos meus sentimentos. Quando me dei conta da situação, ri de mim mesma e, aos poucos, fui me acalmando. Pensei: "Caramba! Saí há pouco de uma aula maravilhosa, estava em paz e serena. Como fui acabar neste estado?". Percebi o quanto eu permitia que o mundo me engolisse. Bastava algo sair do roteiro – do meu controle – e lá se ia a minha paz.

Eu não entendia muito bem como conciliar paz com a turbulência da vida cotidiana. Ainda acreditava que paz e atividade não combinavam. Sempre que eu desejava paz, vinha à minha mente a ideia de algum lugar tranquilo, um pôr do sol, pessoas meditando, aproveitando a natureza, uma boa leitura ou uma caneca de chá. Parecia impossível sentir paz em meio às barbeiragens do trânsito, como bem mostrei no caso do motoqueiro.

Acontece que paz depende unicamente de uma decisão. A verdadeira paz é o mero reconhecimento e a simples aceitação da verdade. Não está relacionada ao mundo, não depende dele e não vem dele. Por isso, aquilo que você faz e é neste mundo – casado ou solteiro, empresário ou prestador de serviço, calmo ou estressado, rico ou pobre, se medita e faz ioga ou não – é irrelevante.

A paz é interna e brota da Fonte. É ativa, alegre, criativa, dinâmica, cativante, energizante, atuante. Não é estática, um "lugar" no qual nos sentamos e esperamos, resignados, que as coisas sejam como pensamos que deveriam ser. Resignação e paz definitivamente não combinam. Paz é aceitação profunda, quando se entende que tudo sempre opera para o bem. É quando constatamos que sempre estamos no lugar certo, na hora certa, com as pessoas certas e que não precisamos fazer nada para estar em paz, apenas desfazer e soltar tudo aquilo que não representa Quem verdadeiramente somos. É reconhecer que, em toda situação, existe a oportunidade para descobrir uma verdade mais profunda.

TODOS OS MOMENTOS SÃO EXTRAORDINÁRIOS

Quando permitimos que a Inteligência Espiritual seja nossa guia e nos abrimos para a verdadeira paz, o mundo se torna instigante e nos mantemos abertos para ver o insondável. Nesse contexto, não existem momentos ordinários, pois a todo instante estamos vivenciando uma oportunidade extraordinária.

Não é que não nos importemos com o mundo da forma, apenas não estamos mais apegados a ele. Nossa consciência está sempre no Campo de paz. Independentemente do que acontece no mundo externo, sentimos gratidão, acolhemos, bendizemos e abençoamos com a firme convicção de que todas as coisas servem ao propósito do nosso despertar. Tornamo-nos vigilantes a favor do Campo ao nos perguntarmos: "O que este momento está me ensinando? Como posso agregar mais consciência, mais lucidez, mais discernimento, mais paz a este momento?".

Tem sido incrível usar essas perguntas em meio a situações de conflito. Você passa a ver claramente a luta interna entre querer ter razão e aceitar a paz do Campo. E isso não significa que não vamos agir, declarar nossas preferências e nos posicionar no mundo operacional. Significa que não sairemos da paz mesmo que os resultados não combinem com nossas definições de certo e errado. Simplesmente nossa mente escolhe a paz.

OUÇA O SEU SILÊNCIO

Reconhecer o Campo de paz dentro de nós envolve entrar em contato com o silêncio interior. Não precisamos estar em uma montanha do Tibete nem em um retiro de fim de semana; é possível ouvir o silêncio interior aqui e agora, e esse é o objetivo de toda espiritualidade séria. Não podemos nos esquecer de que o Campo está dentro, intocado, e de que, se você não se render à tagarelice do ego, desfrutará desse espaço amplo e reconfortante.

Para a maioria de nós, treinados a olhar para fora, entupidos de atividades, justamente por sentirmos medo de silenciar, esse processo pode ser lento e gradual. Se você é como eu e tem uma mente agitada e distraída, o silêncio interior – aquele espaço vazio entre os pensamentos, que precede a paz do Campo – não cairá no seu colo de modo mágico, e você terá de fazer o dever de casa.

Primeiro, é preciso que você deseje a paz. É necessário ter foco, disciplina e disponibilidade para se libertar das crenças do ego. E, então, tem de estar disposto a soltar o volante, renunciar ao controle e se render à Inteligência que está em você, mas não vem de você.

É necessário
ter foco,
disciplina e
disponibilidade
para se libertar
das crenças
do ego.

Colocar nossos desejos profundos a serviço da Inteligência Espiritual, com a intenção de crescer, de ampliar a consciência, é uma das decisões mais poderosas que podemos tomar. Chegar ao outro lado da ponte, estar no Campo, culmina com a nossa perfeita resolução de *ser* o Campo de paz. Não estamos aqui para saber sobre a paz e a felicidade autênticas, mas para *ser* a paz que buscamos conforme avançamos na travessia. "Então, chega uma crescente sensação de paz, de alívio, como quando as ondas que chegam à praia começam a se dispersar em um mar vasto e tranquilo. Os pensamentos se fazem cada vez menos presentes até que somente haja o silêncio."[25]

O mundo foi feito para nos distrair, é um grande parque de diversões, com seus carrosséis mágicos, suas montanhas-russas e trens-fantasmas. Todo dia nos são oferecidas milhares de oportunidades que nos mantêm ocupados, cheios de estímulos e tarefas. Oportunidades de idolatrar mais e mais este mundo de ilusões e de sermos grandes aos olhos dele – ou pequenos, dependendo de nossos programas e acordos inconscientes. Qualquer polaridade ainda nos mantêm presos na grande ilusão Maya.[26] Precisamos lembrar que todas as polaridades são ilusórias. Somos nós, por meio de nosso incrível livre-arbítrio, que decidimos se sustentamos a grande ilusão ou se pedimos ajuda para reconhecer sua insubstancialidade. Não há mais espaço para desculpas nem para buscar culpados lá fora.

É impossível adorar dois senhores, estar em dois lugares ao mesmo tempo. Estar no Campo de consciência de paz – mindset da Inteligência Espiritual – e no mindset do ego. Um anula o outro

---

[25] HAMMER, J. M. **Las Cartas de Yeshua**: Un singular encuentro con Yeshua. Barcelona: Ediciones Yeshua, 2021. p. 8 (tradução livre).
[26] Maya é um termo filosófico que se refere à ilusão que constituiria a natureza do universo.

de sua consciência. Assim, é fundamental desenvolvermos a humildade de sempre nos questionarmos: "Esta decisão está me levando ao Campo de paz ou estou adorando ídolos?".

Dedicar a vida ao despertar de consciência é estar em alinhamento com os desejos mais poderosos da condição humana. Esteja no mundo, pratique a arte da aceitação profunda, brinque com as suas criações, mas não se deixe enganar por elas. Busque:

> *Ser* livre,
> *Ser* paz,
> *Ser* felicidade autêntica,
> *Ser* a luz do mundo,
> *Ser* o Campo de beleza e graça.

Quando permitimos que o Campo se expresse por nosso intermédio, contagiamos todos à nossa volta. Deixar que a energia do Campo guie nossa mente e conduza nossos passos é a função mais poderosa a que podemos nos dedicar por aqui.

Dizer "eu quero paz" não é nada, mas dizer de coração é tudo.

Nos próximos capítulos, apresentarei um passo a passo para que você entenda, na prática, como transcender suas resistências, identificando os pilares fundamentais para que a sua travessia do medo ao Amor seja a mais tranquila possível. Você aprenderá como estar no mundo, honrando sua humanidade, sem se permitir ser engolido por ele, sem ser levado pelos solavancos da jornada, nem entregar mais o controle da sua mente ao ego. Sigamos juntos!

EXERCÍCIO PARA GERAR CONSCIÊNCIA

Use o seu caderno de insights para responder às questões a seguir. Seja muito honesto e verdadeiro, olhe para dentro de si e reconheça os sentimentos em seu interior. Não é o momento para ser espiritual nem reforçar um personagem perfeitinho. Observe, tome consciência e aprenda a discernir:

1. Que coisas, lugares ou estados são necessários para que você se sinta em paz e feliz?
2. A que pessoas, lugares e situações você está dando o poder de fazê-lo sofrer e de tirar a sua paz?
3. O que você sente quando pronuncia a frase: "Nada do mundo externo pode me trazer paz e alegria"?

Ao realizar esse exercício de consciência com franqueza, reconhecerá que sempre que sua paz e felicidade estão associadas ao mundo da forma – pessoas, paisagens, eventos ou situações –, ela será efêmera e passageira.

AXIOMA:
NO SILÊNCIO INTERIOR, MANIFESTO MINHA PAZ.

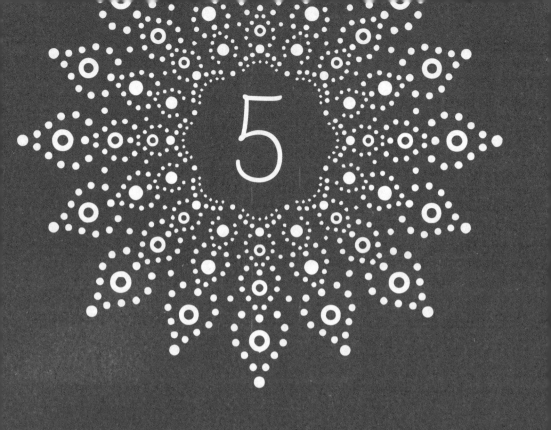

5

Passo 1 – Reconheça o seu estado atual

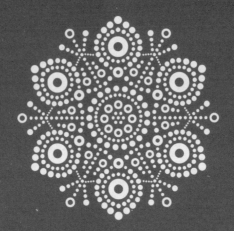

> *A paz ainda não veio, mas a bandeira branca da rendição foi agitada e deixada sobre um solo sagrado, onde a neutralidade reinará por um breve momento, antes que a paz chegue com enorme júbilo.*[27]

DECLARAMOS "EU QUERO PAZ", MAS NÃO SABEMOS ao certo o que isso significa. Na maioria das vezes, o que queremos é uma paz condicionada ao que pensamos e acreditamos serem os melhores cenários. O que queremos mesmo é ter razão. De nossa boca saem palavras que contrariam o que pensamos e sentimos. É como se estivéssemos pensando amarelo, sentindo vermelho e falando azul.

É só nos lembrarmos das várias vezes em que aceitamos uma situação, querendo que fosse diferente; ou quando elogiamos alguém, mas, no fundo, estamos criticando; ou quando aplaudimos e mostramos que estamos felizes com as conquistas do outro, e nos sentimos inferiores. E, mais, quando algo não sai conforme o esperado, costumamos pensar: "Deixe para lá, o que eu quero mesmo é ser feliz", porém, dentro de nós, em vez de aceitação profunda, o que há é apenas certa resignação, um "faz de conta" de que está tudo bem.

---

27 PERRON, M. **Um curso de amor.** North San Juan: Take Heart Publications, 2014. p. 27.

Já percebeu quantas vezes você veste o chapéu de "o pacificador" e diz coisas como: "Vamos dar uma trégua", mas seu coração está ferido, cheio de mágoas, rancor e ressentimento? E o quanto tem feito do perdão uma espécie de teatro ao pensar: "Vou perdoar porque é o certo, mas, no fundo, sei que tenho razão"? Isso sem falar nas tantas ocasiões em que se sente injustamente tratado pela vida, vítima de circunstâncias alheias à sua vontade, sofrendo em silêncio, mas em um gesto heroico de resignação diz: "Estou exausto, quero paz". Concorda comigo que isso gera uma incoerência interna? Se desejamos deixar de ser massa de manobra de um mindset de conflito, é hora de começarmos a ser honestos e nos perguntarmos com toda a franqueza: "Será que eu quero paz mesmo ou ainda acredito que tenho razão?".

Talvez você de fato esteja cheio de boas intenções, acreditando na honestidade de suas pequenas investidas em direção à paz e na sua impotência frente às circunstâncias que acabam malogrando seus intentos. No entanto, boas intenções não bastam. É preciso mais.

É preciso conhecer os meandros da mente, entender de onde vem a culpa inconsciente (como a projetamos no espelho) e, principalmente, identificar as resistências subconscientes que mantêm o campo de paz inconsciente para nós. Temos de desmistificar esse sentimento de impotência e resgatar o livre-arbítrio, encontrando dentro de nós a parte da mente que tem o poder de escolha, mas que, amargurada pela culpa inconsciente e com o intuito de punir a si mesma, tem escolhido o mindset de conflito.

Perceba: o trabalho que propomos nestas páginas vai muito além da pretensão de se conquistar uma paz dual e superficial que serve apenas para encobrir conflitos internos, alimentados pelo desejo de se ter razão e pela necessidade de sermos amados, aceitos, perfeitos e emocionalmente equilibrados. O objetivo não é fabricar um personagem espiritualizado, pois já sabemos que isso não está dando certo.

Estamos todos cansados de sempre estarmos lapidando a nossa própria imagem, cansados dessa luta interna entre ter razão e ser feliz.

É necessário ter clareza mental para reconhecer que um programa de conflito opera em nossa mente e que, enquanto não conseguirmos isso, seguiremos repetindo experiências de dor, vitimismo, ataque, defesa e escassez. A paz autêntica gerada pelo Campo só é possível quando despertamos da hipnose em que nos encontramos e saímos do domínio dessa mentalidade julgadora e separatista, fomentadora de pensamentos extenuantes e fragmentados, que geram uma vida vazia de sentido.

Gosto muito da metáfora do rádio para explicar melhor essa questão. Pense que você tem o poder de escolher sintonizar qualquer uma das frequências, de zero a mil (vide gráfico de consciência do capítulo 1). O que o faz continuar a sintonizar pensamentos que reforçam um mindset de culpa e medo? A nossa liberdade começa quando nos damos conta de que nós mesmos escolhemos sintonizar e aceitar como verdade pensamentos limitantes e separadores que circulam em nossa mente. E, para tanto, devemos começar a observar esse mindset sem julgamento, críticas nem rejeição.

UM PROGRAMA MENTAL DE CONFLITO

A mente programada pelo ego precisa ter razão para sobreviver. Seus argumentos têm como base o passado, pensado e revivido, e ela está tão atolada no pântano do medo que nunca conseguiria desprogramar a si mesma. É preciso a Verdadeira Consciência – que também chamamos de Inteligência Espiritual ou Campo – para desprogramar a consciência. E é por meio dessa Verdadeira Consciência, que está dentro de nossa mente como um fractal de sabedoria e Amor, que teremos a ajuda necessária para fazer a travessia, quando esse for o nosso desejo.

Dizer "eu quero paz" de coração aciona essa Inteligência, e a luta interna, os pensamentos de ataque, de julgamento e o vitimismo deixam de ser atrativos. Começamos a olhar para os conflitos como se fossem salas de aula. Não rejeitamos mais os cenários nem os embates com o momento presente. Muito pelo contrário: afastados do campo de batalha, passamos a andar de mãos dadas com a Inteligência Espiritual, integrando aspectos subconscientes, aceitando com amorosidade os cenários e juntando partes de nossa mente que projetávamos lá fora. A necessidade de ter razão dá lugar a compreensão de que o mundo é um espelho.

Quando olhamos para o mundo e o vemos alheio a nós, estamos definitivamente querendo ter razão. O que vemos fora são as nossas projeções, cenários do filme que queremos ver. Quando não há mais a necessidade de ter razão, porque estamos humildemente conscientes de que tudo o que vemos está em nossa mente e que é impossível conhecer e sentir algo que não esteja nela, surge a possibilidade de *sermos felizes*.

É preciso entender essa pegadinha do ego. Ele deseja paz, sim, mas para que ela aconteça o universo tem de conspirar a seu favor. O ego não conhece a paz oriunda do Amor, por isso tenta supri-la de inúmeras maneiras, criando situações ideais para que ela aconteça: ídolos, uma casa na praia, momentos especiais, meditação, paisagens, pôr do sol, ausência de conflitos externos, viver em um mosteiro, um parceiro ideal, a aposentadoria etc. A paz do ego não é consistente, vem de objetos, eventos, lugares e pessoas, e está alicerçada em um hipotético saber sobre o que a alimenta. Ela é proveniente de um desejo raso que oculta o desejo de conflito inerente à condição humana (assunto sobre o qual trataremos mais adiante, pois tal desejo é um dos obstáculos à paz).

Precisamos questionar de onde vem esse "eu quero paz" sustentado pelo desejo de ter razão. Da Inteligência Espiritual ou do ego? Do Amor ou do medo? Será que é a verdadeira paz que eu quero ou apenas a ausência de conflito externo para a manutenção e sobrevivência de um personagem espiritualista e emocionalmente equilibrado?

A verdade é que estamos tão afundados no mindset de medo que não reconhecemos que a necessidade de ter razão nasce da crença inconsciente em nosso desvalor, a ferida original, a crença de que estamos separados do Amor. Experimentamos a ferida quando nos sentimos magoados, rejeitados, roubados, difamados, inseguros, separados, quando achamos que estamos perdendo, quando nos vemos em escassez. E somente pode ser ferido aquele que deseja ter razão, que busca uma imagem idealizada. Quem nós verdadeiramente somos, o Ser, não pode ser ferido e não necessita ter razão.

RENUNCIE AO CONTROLE

Mariana sentia que estava em guerra com o mundo. Exausta, precisava entender as coisas ao seu redor e, sobretudo, se entender. Começamos um processo de auto-observação. Ela passou a anotar todas as suas discussões, principalmente as próprias falas, e depois as relia. Não demorou para reconhecer seu desejo constante de ter razão. Seus argumentos eram consistentes, e ela não hesitava em se posicionar, pois acreditava neles com grande convicção. Percebeu que esse jeito de ser não estava ajudando; na verdade, gerava grandes embates e um desgaste tremendo.

Iniciamos com a prática do "não sei" (indicada no final deste capítulo) e, aos poucos, fomos renunciando ao controle. Ela relatou que, de primeira, essa atitude lhe parecia impossível. Mas foi em frente. Passou a observar os eventos dissociada do campo de batalha, sentada na plateia, de mãos dadas com a Inteligência Espiritual, e percebeu o que não era verdadeiro e que não tinha necessidade de sempre ter razão. Quando tomou consciência disso, passou a ser gentil consigo, parou de se recriminar e intensificou a prática de adquirir discernimento. Foi desprendendo-se da necessidade de ter razão, sentia-se livre para não opinar e, quando opinava, vinha de dentro, de um silêncio interior que a fazia falar com sabedoria.

Deixar de querer ter razão é um duro golpe no ego. A princípio, vamos sentir como se a nossa identidade arduamente lapidada estivesse sendo atacada. Nosso orgulho ficará ferido com a morte da autoimagem idealizada. Deixar de ser especial, de ter opinião, de querer

O verdadeiro livre-arbítrio é escolher a Inteligência Espiritual.

ensinar ao outro como ele deve agir, ou como deve nos tratar... Tudo isso é, para o ego, uma espécie de morte. No entanto, à medida que adotamos a prática de não mais ter razão e abrimos mão do controle, passamos a descansar em Quem realmente somos unidos ao Amor.

ESCOLHAS CONDICIONADAS

O psiquiatra e psicoterapeuta suíço Carl Jung já dizia: "Quem olha fora sonha, quem olha dentro desperta".[28] É imperativo que olhemos para dentro. Que reconheçamos nosso incrível livre-arbítrio. Pensamos ter o poder de escolha, mas será que essas escolhas que fazemos estão livres de nossas crenças inconscientes? Livres do passado, dos programas sociais e familiares? Somos livres ou meros transmissores de um sistema de pensamento que promove a culpa, o medo e a fragmentação?

Enquanto não resgatarmos nosso poder como mente tomadora de decisão, nossas escolhas não serão livres, mas respostas programadas. Acreditamos quando nos contam que nossa liberdade está em escolher entre a esquerda e a direita, a cor para pintar a casa, a comida que vamos comer, a roupa que vamos vestir, a profissão, o mestrado. Perceba que essas são escolhas operacionais. Na maioria das vezes, quando as fazemos, baseamo-nos em nossos parâmetros internos, seguindo nossos valores, nossas crenças, memórias de medo e programas familiares.

Vou compartilhar com vocês uma história que serve de exemplo: Jair escolheu ser bombeiro. Ninguém em sua família havia exercido essa profissão, mas ele sentia que essa era a sua missão. Bem mais tarde, quando já fazia parte da corporação, em um almoço de família em que

---

[28] BERTRAND, L. Carl Jung – "Quem olha para fora sonha, quem olha para dentro desperta." **Jung na Prática**, 13 set. 2021. Disponível em: https://www.jungnapratica.com.br/carl-jung-quem-olha-para-fora-sonha-quem-olha-para-dentro-desperta/#:~:text=Carl%20Jung%20%E2%80%93%20%E2%80%9CQuem%20olha%20para,desperta.%E2%80%9D%20%2D%20Jung%20na%20Pr%C3%A1tica. Acesso em: 17 mar. 2022.

estavam contando as histórias de seus antepassados, ficou sabendo que seu bisavô paterno havia morrido em um incêndio. Ficou surpreso e entendeu por que sentia que tinha essa missão. Assim como esse caso, há inúmeros outros. Quantas pessoas escolhem suas profissões sem saber direito o motivo?

Não há liberdade por meio do ego; é o subconsciente que direciona nossas escolhas. Se queremos resgatar nosso verdadeiro livre-arbítrio desse sistema de pensamento baseado no medo, precisamos nos tornar observadores contumazes de nossa mente. Conforme nossa capacidade de observar os pensamentos aumenta, também aumenta nossa liberdade de escolha. Decidir com o coração, livre de condicionamentos, e poder usar nosso incrível livre-arbítrio para escolher o mindset de Inteligência Espiritual.

A MENTE QUE SABE QUE "NÃO SABE" ESTÁ SE CURANDO

A arrogância de um pressuposto saber nos impede de ver além do nosso limitado e egoico ponto de vista. É arrogância assumir que tudo sabe e querer ter razão sempre. Tal atitude nos apequena e bloqueia o Campo das infinitas possibilidades de se manifestar por nosso intermédio.

Esse quadro muda quando pedimos ajuda ao mindset da Inteligência Espiritual. É desse modo que cruzaremos a ponte do discernimento e experimentaremos níveis de consciência de paz e liberdade autêntica, livres das leis do ego de escassez e morte. Enquanto a mente continuar sendo vítima de si mesma e não puder reconhecer o fato, ela será incapaz de se curar. Assim, a alternativa mais sábia é assumir o "não sei" e recorrer a uma instância mental superior que sabe. O verdadeiro livre-arbítrio é escolher a Inteligência Espiritual.

Há uma humildade intrínseca ao gesto de "querer *ser* feliz", de aceitar que podemos estar equivocados. Ser humilde é uma atitude silenciosa, não há fogos de artifício, o que é doloroso para o ego. O ego necessita de atenção para sobreviver. É, na maioria das vezes, através do sofrimento que a personalidade egoica se reafirma, encontra seu valor e ganha seus méritos. Por mais absurdo que pareça, é comum as pessoas dedicarem ao sofrimento o mérito por conquistas e aprendizagem. No entanto, se avançarmos em consciência e discernimento, atribuiremos nosso avanço à nossa humildade de aprender com todas as experiências pelas quais passamos. E é assim que rompemos o paradigma do vitimismo.

Não importa o que você esteja passando neste momento – se está enfermo, derrotado, falido, se foi traído, magoado ou ferido –, sempre seja humilde e peça ajuda ao Amor para reconhecer que você é o Ser. Você perceberá que, ao ser humilde de coração, atrairá muitos milagres para sua vida e um deles é uma mente serena e em paz.

Assim, comece por reconhecer o seu estado atual, soltar as crenças sobre aquilo que você pensa que lhe confere felicidade e paz, sobre quem você pensa que é ou que o mundo é. Pratique a humildade, internalize o não saber e convide a Inteligência Espiritual a fazer parte da sua vida!

EXERCÍCIO PARA GERAR CONSCIÊNCIA – PRÁTICA DO "NÃO SEI"

Esse exercício é uma poderosa ferramenta de ampliação da consciência, um componente fundamental para a implementação do mindset de paz. Pratique diante de qualquer conflito. Vamos a ela!

Busque em sua mente um conflito. Pode ser um ressentimento, uma mágoa, uma injustiça, raiva ou tristeza. Feche os olhos, entre na cena e reviva a emoção. Busque a razão para experienciar seus sentimentos. Por exemplo: "Estou com raiva, pois ele foi injusto comigo" ou "Estou triste porque ela me ofendeu". Talvez você encontre uma ou várias razões para sua raiva ou tristeza. Escreva todas elas em seu caderno.

Agora pense na outra pessoa. Considere os possíveis motivos que a levaram a agir daquela maneira. Por exemplo: "Ele foi injusto comigo porque é mau; porque é insensível; porque é ganancioso". Também anote no caderno.

Pare por um momento e pergunte-se: "Posso ter certeza disso?". Responda também em seu caderno. Repita essa pergunta em todas as razões que você encontrou para justificar a atitude do outro.

Você perceberá que não pode ter certeza e que todas as suas razões são apenas suposições. Aproveite essa consciência e observe atenta e honestamente seus sentimentos. Quais as crenças que foram acionadas? Para que serve a raiva, a mágoa, o ressentimento, a tristeza? Não se apresse em responder, apenas diga: "Não sei. Não sei o que _____ (o seu sentimento) oculta, mas estou disposto e aberto a aprender com essa experiência".

Talvez você reconheça alguma crença relacionada, por exemplo: "As pessoas são injustas", "Há muitas pessoas más neste mundo" etc. Registre isso também no caderno. Se não descobrir nada que faça sentido, escreva aquilo que vier à sua mente e continue exercitando: "Não sei para que serve isso".

AXIOMA:
QUERO TER RAZÃO OU *SER* FELIZ?

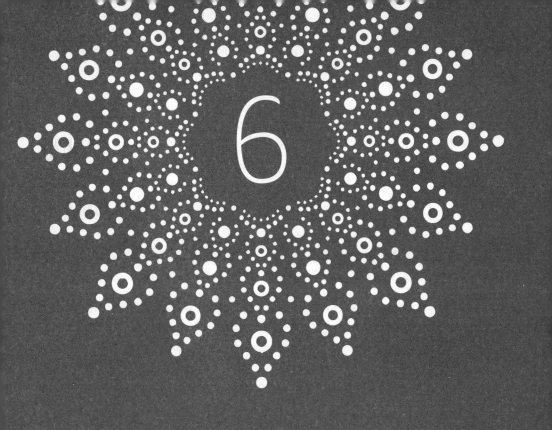

Passo 2 – Lembrar quem somos

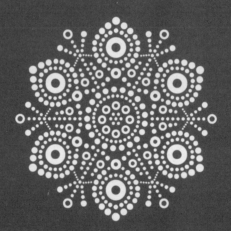

> *Há, em ti, uma luz que o mundo não pode perceber. E com os olhos do mundo não verás essa luz, pois estás cego pelo mundo. No entanto, tens olhos para vê-la. Ela está aí, para que a contemples.*[29]

É POSSÍVEL AFIRMAR QUE A CAUSA DO SOFRIMENTO é a negação do Ser, de nossa essência divina, como temos visto até aqui. Estamos soterrados por capas e mais capas de negação, imersos em brumas, esquecidos de nossa realidade como Espírito – o Cristo. A *fórmula da paz* é um trabalho de exercícios que nos ajuda a reconhecer as brumas (nossas próprias resistências) e a retirar essas capas de negação que nos mantêm afastados de nós mesmos, uma a uma. Acredito que já esteja claro que, se não estamos no nível de consciência de paz é devido às nossas próprias crenças, aos véus que colocamos entre nós e o Amor e, se queremos ultrapassar esses véus, precisamos primeiro identificá-los.

---

[29] SCHUCMAN, H. Livro de exercícios. *In*: **Um curso em milagres**. Mill Valley: The Foundation for Inner Peace, 1994.

Cada capa de negação está bem ali, na pedra que encontro em meu caminho, nos desafios, nos problemas, nos acidentes e nas guerras que travo em meu dia a dia. Reflete minha resistência ao Amor e minha idolatria a um personagem com sua história, suas dores, suas lutas, vitórias e derrotas. Mas chega um momento nesse caminho em que nos damos conta do quanto resistimos a soltar esse personagem.

Isso requer que façamos algo que vai contra a própria perpetuação. O ego sempre nos aconselha a não olhar para dentro. Seu mais forte argumento é que não conseguiremos, que é doloroso e difícil, e é justamente assim que ele nos mantém na superfície, distraídos, sem tempo para aquilo que é de fato importante: o despertar da nossa consciência.

Se o sofrimento é a negação de Quem somos, estamos renunciando a paz e a felicidade a *nós mesmos*. Apegados a um mundo efêmero e fugaz, a uma vida sem sentido, a metas vazias, a uma identidade falsa, não conseguimos reconhecer que nosso sofrimento vem de nossa interpretação e não do mundo. O que é o mundo para mim? Para que estou aqui? Estou lutando por uma causa, defendendo ideais, ou estou liberando o mundo de minhas projeções?

O que vemos no mundo é aquilo que queremos ver, nada mais, nada menos. Isso pode parecer angustiante e desesperador a princípio, mas reconhecer nosso poder como criadores de nossa experiência de fragmentação é fundamental para avançarmos em direção ao Campo de paz. "O fato de eu ver um mundo no qual há sofrimentos e perda e morte, me mostra que estou vendo apenas a representação dos meus pensamentos insanos e não estou permitindo que os meus pensamentos reais lancem a sua luz beneficente sobre o que vejo."[30]

---

[30] SCHUCMAN, H. Livro de exercícios. *In*: **Um curso em milagres**. Mill Valley: The Foundation for Inner Peace, 1994.

O ESTADO DE FRAGMENTAÇÃO

Todos que nascemos nesse universo dual nos sentimos separados, como se estivéssemos quebrados e precisássemos restaurar a nós e ao mundo. Mas isso não é necessário, pois o Amor está em nós. Fragmentar o Amor é impossível, mas a crença de que isso seria possível gera uma energia de contração insuportável e uma necessidade de autocastigo. Isso tudo acontece em um nível muito inconsciente: é a fonte de nosso sofrimento, a causa desse mundo caótico e sem sentido. Não sabemos o que nos faz felizes de fato porque não somos capazes de reconhecer que, por trás dessa busca incessante por objetos, pessoas, lugares e de ser especial, está a falta de Amor, do amor maior que, na verdade, já temos.

Para jogar esse jogo de querer ser especial, negamos Quem somos. Acreditamos ser uma centelha em vez do Todo. Isso gera uma energia de culpa e contração insuportáveis que precisamos jogar fora. Por isso, tentamos nos livrar da culpa inconsciente, projetando-a no que é externo a nós, situações ou pessoas. Mas nos enganamos ao fazer isso, pois não existe uma apresentação pequena e limitada do nosso eu. Somos duas faces da mesma moeda. Cara e coroa, inocente e culpado.

O diagrama a seguir explica, de modo resumido, esse jogo:

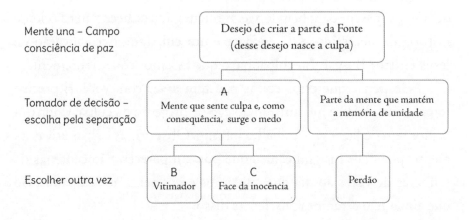

Perdoar é voltar para a mente, reconhecer que somos Um, que a consciência de paz nunca foi perdida. O verdadeiro perdão integra e abraça os opostos, aquilo de que não gostamos, o suposto culpado, malfeitor, por saber que somos todos inocentes e que o mundo reflete o conteúdo inconsciente de uma mente que se desviou para o medo. O mal que vemos do lado de fora não é uma realidade objetiva, mas o nosso desejo inconsciente, nascido da necessidade de sermos libertados do mal que percebemos dentro, gerado pela culpa inconsciente.

Se somos vítimas indefesas, folhas ao vento sujeitas a qualquer brisa, precisamos de algo ou alguém para culpar. Buscar um culpado para as mazelas humanas não é novidade, remete a antigas tradições. Quem nunca ouviu a expressão "bode expiatório"? O livro bíblico de Levítico conta que havia um dia para a Expiação, no qual os hebreus organizavam rituais com a intenção de se purificarem. Em um desses rituais havia a participação de dois bodes e um touro. Sorteavam um dos bodes para ser sacrificado juntamente com o touro e usar o sangue para marcar as paredes do templo, enquanto o outro bode era colocado no centro do povoado e transformado em "bode expiatório". O sacerdote colocava suas mãos sobre a cabeça do bode em um gesto simbólico de passar todos os pecados e culpas do povo, depois ele era abandonado no deserto para que a maldade e a influência dos demônios fossem para bem longe. E quem não conhece a mais celebre história da necessidade de encontrar um culpado: a crucificação de Jesus Cristo? Buscar um culpado é o que fazemos consistentemente.

Não pense que essas coisas não têm a ver com você. É preciso tomar ciência desse mecanismo do ego de projeção da culpa. Cada um de nós tem de fazer esse trabalho interno. Observar as culpas ativas na mente, por mais insignificantes que possam parecer. São centenas de milhares de vezes ao dia que culpamos e nos sentimos culpados. Só que ainda não estamos conscientes disso.

Ao integrarmos
as polaridades,
nós nos
curamos
e curamos
o mundo.

Caso você esteja lidando com algum sintoma ou doença, por exemplo, apenas observe se há vitimismo em suas atitudes, se você se queixa de fato das dores ou se deseja que alguém perceba o seu sofrimento. Vá ainda mais fundo na análise do seu íntimo e reconheça que você busca ao seu redor culpados pelas suas dores. Se está com problemas financeiros, a quem atribui a culpa pela sua ruína? Quem não está ligando para os seus problemas? Com quem você pensou que poderia contar e não pôde? Quais circunstâncias externas não lhe foram favoráveis? Se está tendo problemas em algum relacionamento, o que o outro está fazendo ou deixando de fazer que incomoda você? Perceba como há sempre alguém ou um evento para culpar.

Faça uma pausa agora e responda a essas questões. Escolha algum aspecto da sua vida e, com humildade, observe-o atentamente. Escreva suas respostas e, depois, siga na leitura para perceber como o jogo vítima-vitimizador faz parte de seu cotidiano.

O JOGO VÍTIMA-VITIMADOR

Tanto faz se você está colocando a culpa em alguém ou em si mesmo; tudo isso é culpa e faz parte do jogo vítima-vitimador. Quando encontramos alguém para culpar, acreditamos que vamos nos livrar do sofrimento interno imposto pela culpa inconsciente, sem percebermos que é a mente, separada de sua Fonte, que encontra um modo de punição.

Veja o diagrama a seguir, complemento do anterior:

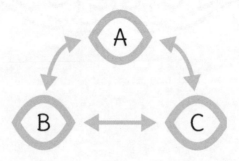

Sendo:

A

- Mente que projeta – arquiteto do jogo – sonhador do sonho;
- Doadora de significado;
- Aquela que aciona a divisão;
- Autora do filme;
- Aquela que crê se fracionar e adquirir a identidade vítima ou vitimadora.

B e C

- Alternância entre vítima e vitimador;
- O avatar dentro do jogo: homem, mulher, líder, empregado, esposa, marido e outros;
- O outro é o agressor que abusa de minha bondade;
- A face da inocência;
- A face do mal.

B e C são as noções de impotência tão amadas pelo ego. É assim que ele se mantém: mantendo-nos dissociados da mente A. Quando entramos no personagem e fazemos o papel de B ou C, nós nos colocamos em uma posição débil, carente e necessitada. Por nos sentirmos impotentes e vulneráveis, temos a falsa percepção de que há algo errado e buscamos um culpado por esse mal-estar.

Esse jogo de negação-projeção está ativo em nossa mente e é através dele que nos sentimos livres de nossa própria galeria de horrores, feridas e sentimento de escassez, bem como de nossa luz, nossas aspirações mais elevadas e nossa santidade. Ele garante que fiquemos a quilômetros de distância do nível de consciência de paz e de felicidade. Dentro do universo de tempo, espaço, limitação e dualidade não conseguimos reconhecer nossos disfarces (B ou C), esquecemos que somos Um (A) – o Todo.

A humanidade carrega todo conteúdo de Amor e medo, bem e mal, dentro de si. Seguindo o princípio do holograma, cada parte possui a informação do todo, somos como fractais neste mundo de ilusões, impermanente e instável. Assim, quando representamos os papéis que escolhemos, somos todos bons e maus. Na realidade do Amor, porém, somos todos inocentes.

O processo de travessia requer que nos integremos, juntemos B e C, não mais nos polarizando. Nada de "Eu sou 'bonzinho' e o outro é que é o mau". Ao me colocar na posição de pessoa boa, preciso do oposto, da pessoa má, a fim de provar que estou certo. Quando paramos de agir assim, o processo de perdão se inicia em nossa mente. Isso significa que deixamos de procurar um "bode expiatório" e reconhecemos que somos todos personagens no campo de batalha, tanto B quanto C, mas que, em um nível mais profundo, na verdade, somos A.

TOMANDO A RESPONSABILIDADE PELA PROJEÇÃO

Há poucos dias, presenciei uma cena que me chocou. Vou usá-la para ilustrar a projeção da culpa inconsciente. A cena era de um homem (B – malfeitor) abandonando seu cão (C – vítima). Ele parou o carro, fez o cão descer, voltou a entrar no veículo e deu partida. O cachorro, da raça Golden Retriever, ficou parado ali, olhando ao redor, sem saber para onde ir. A cena me emocionou e chorei, mas também senti muita raiva daquele homem. *Quanta maldade!*, pensei. É claro que eu havia esquecido quem sou, que sou mente (A), a sonhadora desse sonho.

Somente o
Amor é real.

Sempre que estou sofrendo, busco ajuda da Inteligência Espiritual para sair de cena e olhar de cima o campo de batalha. E foi exatamente o que fiz na ocasião. Pedi ajuda, senti-me amparada e consegui recuperar meu poder de enxergar as coisas de outra maneira. Voltei para a mente (A – que, lembre-se, por se sentir separada de sua Fonte, precisa encontrar culpados e se projeta em B e C). Olhei de volta para o cenário de devastação do ego. Recordei que, se quero a paz do Campo, preciso resgatar meu poder de arquiteta do jogo. Isso me trouxe lucidez.

Se desejamos nos libertar, precisamos ter humildade para aceitar nosso poder como arquitetos desse jogo, reconhecer que este mundo é um depósito para a projeção da culpa. Que tudo está intimamente relacionado em uma imensa teia e que não é arrogância resgatarmos o nosso poder de dar significado ao mundo. Todo sofrimento é autoimposto, uma forma de autopunição. Somos consciência e tudo o que existe.

Somos uma única mente, somos Amor. Quando vemos por essa perspectiva, somos capazes de retirar nossos acordos de sofrimento, perdoar a crença na ilusão de que o Ser pode ser abandonado. Ao integrarmos as polaridades, nós nos curamos e curamos o mundo. A princípio, parecia que eu não tinha nenhuma relação com aquela cena, mas ela me tocou, eu me identifiquei com o sofrimento (vitimismo) do cão. Julguei, condenei e processei o homem como mau. Por um momento, fui a vítima e ele, o malfeitor. Nesse gesto, não há livre-arbítrio, apenas a repetição de programas mentais baseados no passado. No entanto, eu sabia que não éramos impotentes e que nosso livre-arbítrio nos leva e devolve à mente, tomar a responsabilidade total pela projeção (A) e pedir a visão da Inteligência Espiritual.

Este é o meu mundo, o retrato externo de uma condição interna. No nível da forma, eu nada podia fazer, mas, no nível mental, perdoei a minha crença no mal e libertei todos os envolvidos no acordo de sofrimento, desempenhando papéis: o homem, o cão e minha personagem. Esse é o gesto mental mais poderoso que existe. A cura de que o mundo precisa. O desfazer das ilusões.

Somente o Amor é real. Na cena em questão, a única coisa real é o Ser que todos somos, o homem, o cão e eu. Esse Ser é intocado pelas coisas externas, mesmo que em nossa inocência pensemos ser possível um mundo à parte de sua Fonte. Na verdade, somos todos inocentes em nossa essência divina. Nada aqui nesse universo de coisas fugazes tem o poder de ferir Aquele que foi criado pelo Amor em semelhança a Ele Mesmo. Ainda que em nossas fantasias exista um mundo imprevisível, difícil e hostil, ele é apenas produto de nossa mente.

Ao reconhecermos quem verdadeiramente somos – Amor – e retirarmos as capas que vestimos e que escondem nossa essência divina, desprendendo-nos do nosso ego e das personagens que desempenhamos, estaremos cada vez mais próximos da paz e da felicidade autêntica que desejamos. Continuemos essa caminhada juntos!

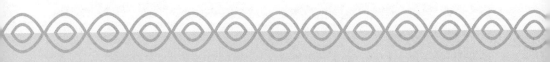

EXERCÍCIO PARA GERAR CONSCIÊNCIA

Observe sua mente e os pensamentos persistentes que chegam sem pedir licença. Diga para si mesmo:

"Sei que existe uma ligação entre esses pensamentos e as minhas experiências, que a causa do que sinto vem das minhas crenças inconscientes. Sei que não sou vítima de circunstâncias externas, mas de meus próprios pensamentos inconscientes que geram uma percepção distorcida. Então solto esses pensamentos que me fazem sofrer. Solto minhas certezas, o vitimismo, o desejo de ter razão. Digo 'não sei' e deixo de projetar.

"Se há conflito, ele está em minha mente e, agora, eu posso escolher ver as coisas de outra maneira. Não há ninguém para culpar, o mundo é neutro e apenas reflete um conteúdo inconsciente. Se há conflito, ele está em minha mente. Se há sofrimento, é decorrente de uma percepção distorcida, gerada pela culpa inconsciente; e a culpa é falsa, vem da crença de que estou separada de minha Fonte, o que é impossível. Se o problema está em minha mente, sei que a solução também está.

"Eu me uno à Inteligência Espiritual, a parte de minha mente que nunca saiu do Campo. Sei que tenho o poder de escolher o mindset que vai gerar o meu pensar."

AXIOMA:
O SOFRIMENTO NÃO FAZ SENTIDO.

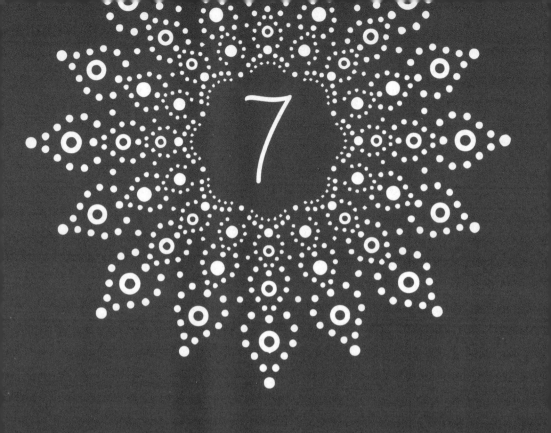

7

Passo 3 – As 5 principais resistências que nos afastam da paz

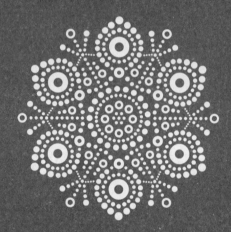

> *Hoje, tentaremos em um só dia superar mil obstáculos aparentes contra a paz. Deixa que a misericórdia venha a ti mais rápido. Não tentes adiá-la por mais um dia, um minuto, ou um instante. O tempo foi feito para isso. Hoje, usa-o para o que é o seu propósito.*[31]

NOSSA MENTE É ATIVA, CRIATIVA E INSONE. ELA está sempre criando as nossas experiências. Isso a princípio não é fácil de integrarmos, porque, como já vimos, estamos condicionados a um vitimismo ancestral. O ego necessita de nossa impotência para sua própria sobrevivência. Conforme avançamos firmes e decididos em direção ao Campo, identificamos a relação que existe entre nossos pensamentos e as nossas experiências, e gradativamente reconhecemos nossa participação ativa em nossa falta de paz e como estão ativos cinco dos principais obstáculos para alcançá-la. Ainda por

---

[31] SCHUCMAN, H. Livro de exercícios. *In*: **Um curso em milagres.** Mill Valley: The Foundation for Inner Peace, 1994.

algum tempo, pensaremos que alguns deles nos são impostos, têm fonte externa, mas com firme propósito e determinação férrea de não aceitar mais ser guiados pelo mindset do ego e de não deixarmos que os pensamentos que não estejam alinhados com a Inteligência Espiritual definam nosso sentir, cada um desses obstáculos será deixado de lado e nada mais poderá tirar a nossa paz.

Vamos às resistências.

1 – O DESEJO INCONSCIENTE DE FICAR LIVRE DA PAZ

Nunca pensei que a minha forma de pensar seria a única causa da minha falta de paz e felicidade. Essa descoberta, que se deu em um processo gradativo, mudou a minha vida. Ensinamentos profundos me levaram a reconhecer que eu não era uma vítima imponte frente a um universo de causas, e sim a fonte das minhas experiências.

É muito poderoso reconhecer que quando estou em conflito, insatisfeita, com medo, angustiada, magoada, sentindo escassez ou infeliz é porque eu mesma estou fazendo algo que me afasta da consciência de paz. Perceba: se o Campo de consciência de amor, paz e sabedoria está dentro de nós, e se é a partir de nós que haverá paz no mundo, precisamos assumir que somos nós que fechamos a porta, que criamos o abismo que nos separa do Campo.

A princípio, entrar em contato com o imenso poder que habita dentro de nós pode ser devastador para o ego, porém essa é a nossa liberdade autêntica. A boa-nova é que se o problema está dentro de nós, a solução também está.

O Campo de consciência de paz sempre esteve e sempre estará disponível para nós, é a nossa herança. A paz nunca nos abandonou, nunca deixou nosso centro. É esse estranho jogo de buscar a paz fora de nós que nos mantêm afastados dela. Nossas crenças são as pedras que encontramos em nosso caminho; nossos julgamentos, as dores que sentimos em nosso corpo. A projeção da nossa culpa inconsciente nos coloca diante de questões que se repetem, de brigas em família, de problemas financeiros etc. Nosso desejo secreto de punição cria o nosso sofrimento, um mundo difícil, que nos mantém longe do nível de consciência de paz.

Compramos a ideia de que fomos expulsos do Campo de consciência de paz (paraíso), mas nunca fomos, somos nós mesmos que estamos nos expulsando de lá. É tão grande a nossa confusão entre dor e alegria que tornamos complicado e difícil os estados mais avançados de Consciência. Há simplicidade na Iluminação: o que mais além de um desejo poderia nos ter feito negar essa Realidade?

Nosso verdadeiro Eu, que é paz e alegria serena, está em estado de graça no inefável Campo de paz. Este é nosso estado natural: Amor.

2 – A FASCINAÇÃO PELA CULPA

Essa é uma das grandes resistências que nos mantêm afastados da paz. Somos atraídos pela culpa assim como as abelhas são pelo mel. Imagine você entrando na cozinha de casa e se deparando com migalhas de pão espalhadas no chão. Qual é sua primeira reação? Buscar o culpado, perguntando quem foi que deixou aquela sujeira ali. Esse é um exemplo trivial, mas é possível estendê-lo a todas as áreas da vida.

O mindset de ego precisa encontrar alguém para culpar e o faz com maestria, minando qualquer possibilidade de paz em nossa mente. E, veja bem, não importa se é uma "culpinha" ou uma grande culpa; de qualquer modo, ela acarreta medo e finda a menor possibilidade de paz e felicidade.

Todos nós trazemos a este mundo a nossa dose de culpa. Ela deriva da crença de que nos separamos do Amor. Felizmente, romper a ligação com a Fonte é impossível. Podemos negá-la, mas nunca obliterá-la. Desse modo, toda essa culpa é uma distorção cognitiva, uma ilusão da mente que está adormecida.

Desfazer a crença da separação, de que estamos fragmentados, de que não somos bons o bastante e merecemos sofrer: é esse o objetivo de toda espiritualidade séria. Precisamos ter clareza de que as raízes da culpa não existem na realidade do Amor, portanto não temos de lutar por nossa inocência, apenas aprender a aceitá-la como nossa herança eterna. Não há nada que façamos ou deixemos de fazer que possa macular essa inocência.

O ego, porém, não quer que nos lembremos disso. Ele necessita da culpa para sobreviver e faz dela seu combustível; afinal, é dela que nasce o medo, emoção base deste universo. Toda culpa pede punição. E quem não sente medo quando acredita ter feito algo terrível que merece castigo? Este é o jogo que jogamos sem parar: a crença de que fiz algo muito ruim gera culpa, que gera medo, que gera todo conteúdo de sofrimento do mundo. É um jogo de negação e projeção inconsciente.

Antes de fazer a travessia da ponte do discernimento, eu costumava me perguntar: "Que Deus é esse que permite tão grande dor e sofrimento? Como Deus pode ser o criador deste universo de coisas controversas, vulneráveis e finitas?". Mas aprendi que o mundo é uma projeção da mente que sente culpa.

A atração pela culpa é a atração pelo mundo, pela experiência de separação. É o desejo de ser e sentir com um corpo, de ver objetos, de ser especial, de criar por conta própria. Essa individualidade cobra um preço alto. Ela nos leva a negar a nossa condição de Ser conforme Deus nos criou – Amor. A experiência corporal requer que esqueçamos Quem realmente somos. Afinal, esse apego ao corpo e aos seus resultados é o reflexo do desejo de renunciar a nossa verdadeira identidade, como Cristo.

3 - A IDOLATRIA AO CORPO

Passamos quase as vinte e quatro horas do dia em função do corpo. Parece-nos muito natural que o deixar confortável, saudável e bonito seja a nossa preocupação máxima. Neste mundo, o corpo se torna um fim. Damos a ele o poder de nos definir e fazemos dele algo central, único. Talvez você até não cultue tanto o seu corpo, mas, ainda assim, faça dele a sua morada.

O corpo é a nossa casa. É nele que experimentamos sensações, e também é por meio dele que sentimos frio, calor, cansaço, dores, fome. Temos a convicção de que é o corpo que tem o poder de determinar o que sentimos, mas ele não é invencível. Nascemos com uma carga genética que acreditamos ser determinante para nossa saúde e algumas doenças que experimentamos. Bruce Lipton, biólogo estadunidense notável por suas pesquisas em epigenética,[32] desmistifica essa ideia de impotência ao concluir que são as crenças que controlam nossa biologia, e não o DNA.

Sendo o corpo o deus deste mundo, ele é o símbolo do nosso desejo de experimentar a limitação, a carência e a morte. Acreditamos que encontraremos a paz, a alegria, a felicidade e o amor por intermédio dele, mas, como já comprovamos, essa busca é infrutífera. Buscar o Amor através do corpo sempre nos trará sofrimento. Pequeninos e frágeis, pensamos que não somos Amor e buscamos constantemente um amor que julgamos faltar. Acreditamos que a nossa vida está contida dentro do corpo, que a pele é a fronteira entre nós e o mundo e que, sem o corpo, nós desapareceremos.

Quando o nosso objetivo é a realização pessoal, tornar a personagem admirada, nossa busca é fútil. Quando fazemos do corpo um

---

[32] LIPTON, B. H. **A biologia da crença**: ciência e espiritualidade na mesma sintonia: o poder da consciência sobre a matéria e os milagres. São Paulo: Butterfly, 2007.

fim para provar que somos diferentes dos outros, a vida perde o sentido, o que só pode resultar em um vazio existencial sem paz consistente no coração. Se o que almejamos é mudar o mundo, realizar grandes feitos, ser rico e famoso, respeitado e valorizado, o corpo se torna um fim em si mesmo e deixa de cumprir sua verdadeira função: um meio para a expressão do Amor, da paz e da felicidade autêntica.

UM INSTRUMENTO DA PROJEÇÃO

Quando o corpo é um fim em si mesmo, o ego se apropria dele e o utiliza para projetar a culpa inconsciente. Desse modo, ele é a expressão da nossa decadência: sofre, envelhece, adoece e morre. E mesmo aqueles que acreditam que a vida não acaba na morte, não experimentam isso em nível profundo, como um despertar da consciência de eternidade.

Sendo o corpo o "bode expiatório" do ego, nele encontramos nossas emoções ocultas, disfarçadas de sintomas. Se você já leu os trabalhos da escritora estadunidense Louise Hay, sabe do que estou falando. No livro *Você pode curar sua vida*,[33] ela correlaciona algumas enfermidades às emoções que ocultamos de nós mesmos. Os estudos desenvolvidos pelo médico alemão Dr. Ryke G. Hamer na Nova Medicina Germânica,[34] também tratam desse assunto. Suas pesquisas comprovam a relação existente entre traumas que não processamos e sintomas. Uma dor constante de cabeça, por exemplo, pode descrever impotência frente a um problema. Ainda sobre o mesmo tema, há a Bioneuroemoción, uma metodologia de trabalho para psicólogos, médicos e enfermeiros orientada para o crescimento e bem-estar emocional dos pacientes,

---

[33] HAY, L. **Você pode curar sua vida**: como despertar ideias positivas, superar doenças e viver plenamente. Rio de Janeiro: BestSeller, 2018.

[34] A Nova Medicina Germânica associa acontecimentos traumáticos ao aparecimento de tumores, defendendo que sua origem está no cérebro. Mais sobre o assunto está disponível no site: https://www.germanicaheilkunde.com.br. Acesso em: 18 mar. 2022.

capitaneada pelo espanhol Enric Corbera,[35] escritor e palestrante. O que todos eles têm em comum é o compromisso em desvendar a relação entre nossos conflitos e crenças e nossos sintomas físicos.

É certo que nosso corpo, sendo um instrumento neutro, é usado pelo ego para a projeção da culpa inconsciente, mas quero deixar claro que nós não precisamos esmiuçar nossos sintomas, basta que lembremos que a causa está em nossa mente. Sintomas são mensageiros de um conteúdo inconsciente, sempre são benevolentes, existem para possibilitar a cura e a libertação, para que possamos iluminar as masmorras e perdoar. Assim peça que a Inteligência Espiritual o ajude a olhar para o corpo de outra maneira.

O corpo é neutro, como tudo neste universo transitório. Somos nós que atribuímos valor e poder às coisas. Se seguimos inconscientes desse poder, seguiremos o entregando ao ego. Se voltarmos para a mente, com a ajuda da Inteligência Espiritual, poderemos escolher colocar o corpo a serviço da mentalidade Amor. O corpo deixará de ser um objeto de projeção da culpa e passará a ser um canal para expressão da paz e da felicidade autêntica. Esse é o único propósito que vale a pena!

4 – A ATRAÇÃO PELA MORTE

Há ainda mais um obstáculo que a paz tem de vencer: nossa escolha inconsciente pela morte. Você é o Ser, mas escolhe ser uma versão pequena do Ser que Deus criou íntegro e eterno. Pequenez e morte são sinônimos, pois negam a vida eterna, impedem a paz perfeita e a alegria serena, deixando-nos em um estado deplorável de carência e vulnerabilidade. Desse modo, cavamos o abismo que nos separa do Amor.

---

[35] Mais sobre a Bioneuroemoción está disponível no site: https://www.enriccorberainstitute.com/. Acesso em: 18 mar. 2022.

Somos nós
que atribuímos
valor e poder
às coisas.

Costumamos dizer que nossa única certeza é a morte. Essa certeza é oriunda de nossa crença profunda de que somos o personagem que habita um corpo de carne e osso e que tem data de validade. Nascemos para morrer e morremos não apenas quando chegamos ao final desta pequena vida, mas a cada instante de consciência em que nos igualamos a um corpo. Sempre que pronunciamos frases como "eu sou isso", "eu sou aquilo", "eu preciso disso", decretamos nossa sentença de morte. E, assim, toda vez que julgamos, adoecemos, sentimos raiva, tristeza, sofremos, lutamos para ser melhores, nos sentimos maus, carentes e necessitados, estamos escolhendo ser aquilo que não somos... pequenos (morte). Você consegue imaginar a quantidade de energia que despendemos nesse processo? Para Ser não precisamos fazer nada, apenas aceitar a realidade do Campo de paz e amor como nossa herança natural.

Um curso em milagres nos ensina que o que chamamos de vida no corpo é, na verdade, um culto à morte. É a mente brincando de ser o avatar dentro do jogo (B ou C) em vez de ser o arquiteto dele (A) – vide gráfico do capítulo anterior. Como se fosse possível que nós, criados por Deus, pudéssemos sofrer e morrer, sendo vítimas de circunstâncias alheias à vontade divina. Como poderia Deus desejar algo que fosse a negação da vida? Como poderia ser o autor de escassez, sofrimento, doença e morte?

Se quisermos estabelecer nossa morada no Campo e romper o ciclo de nascimento e morte, precisaremos da ajuda da Inteligência Espiritual para nos conduzir através do abismo, ampliar a nossa consciência e reconhecer a atração que sentimos pelo ser pequeno, individual e especial, pelo sofrimento e pela morte.

O nível de consciência de paz é a nossa realidade e, se estamos em conflito, lutando contra isso, é por nosso livre-arbítrio. Venderam-nos a ideia de que é preciso morrer para estar lá, mas a verdade é que: "Não vamos para o Céu quando morremos, porque o Céu é um estado de espírito, um estado de paz que está disponível no presente".[36] Então convido você a esquecer essa ideia e começar a sua travessia comigo. O corpo pode ser o instrumento através do qual retornaremos, basta alinhar a esse desejo uma intenção sincera e confiar em uma sabedoria que está em você, mas não vem de você.

Nossa crença inquestionável na morte garante a sobrevivência do ego, e é a única maneira que acreditamos ser possível para abandonar o corpo. A Inteligência Espiritual tem outro uso para o corpo. Ela nos ensina a entregar o corpo para ser uma expressão do Amor no mundo da forma. Quando deixamos de ser úteis ao ego e nos colocamos a serviço da Inteligência Espiritual, o corpo passa a ser um canal de paz e alegria e a dar testemunhos de cura, reconciliação e perdão.

5 – O MEDO DE DEUS

Há ainda mais uma barreira a ser vencida para que a paz seja a nossa realidade: o medo de Deus, da Unidade, do Amor. Tenho sido uma observadora contumaz da mente. Os pensamentos passam rápido e temos de estar muito atentos para não sermos seduzidos e engolidos por eles. Precisamos ser muito honestos, corajosos e, principalmente, gentis conosco. Não julgar o que chega à nossa consciência para que os cães ferozes, guardiões do inconsciente, abaixem a guarda e permitam que os pensamentos que nos mantêm prisioneiros no medo, atolados no pântano, se tornem conscientes.

Certa vez, tive uma experiência incrível. Reconheci, passando pelo cenário de minha mente, cenas de um possível futuro desastroso, algo que me acompanhava desde a infância: um medo profundo de escassez, uma fotografia mental de um desastre iminente.

---

36 HOFFMEISTER, D. **This moment is your miracle**: spiritual tools to transcend fear and experience the power of the present moment. Oakland: Reaveal Press, 2019

Identifiquei o quanto esse medo estava sempre à espreita, de maneira inconsciente, minando minha alegria. Permiti que essa imagem tomasse forma. Pedi ajuda à Inteligência Espiritual, aceitei a cena e me permiti sentir. Em meio àquele instante de medo e sofrimento, amparada pela Inteligência Espiritual, reconheci um medo de ser punida por Deus, como se eu merecesse ser castigada (culpa inconsciente). E quem mais poderia ser o autor de minha punição se não Deus? Deixei fluir, deixei o medo de Deus vir à minha consciência, e foi nesse momento que se estabeleceu uma certeza mental indescritível: "Deus não castiga, somos todos inocentes". Lembrei-me dos ensinamentos de *Um curso em milagres*: Deus só quer Amor e felicidade para mim, se ele "[...] não me condenou. Eu também não me condeno".[37] Lembrei-me de que Deus é Amor e, por isso, Ele não pune.

Outro dia, em uma conversa trivial, ouvia duas pessoas se referindo a um acidente grave no qual um jovem morreu. Uma delas falou: "Temos de aceitar, são os desígnios de Deus". Pensei: *Como não ter medo de um Deus que tira a vida de um rapaz em plena juventude?* Na constatação daquelas pessoas está representado o medo no inconsciente coletivo de um Deus cruel e manipulador. Aprendemos que Deus é Amor, porém também aprendemos a temê-lo. Esse é o tipo de amor divino que conhecemos aqui, um amor condicionado que depende de atitudes e comportamentos. Como amar um Amor assim? E, mesmo que você seja ateu, há um medo de algo que você não consegue explicar.

O medo de Deus tem sido usado por muitas religiões como uma forma de devoção, parte do caminho espiritual para atingir a sabedoria. Já passou da hora de começarmos a tomar consciência desse

---

[37] SCHUCMAN, H. Livro de exercícios. *In*: **Um curso em milagres.** Mill Valley: The Foundation for Inner Peace, 1994.

medo enterrado em nosso inconsciente. Temos projetado um deus à nossa imagem e semelhança, um deus vingativo, julgador, que tira a vida, que nos faz passar por provas e que é responsável por eventos catastróficos. Vamos usar a razão em nosso interior e nos perguntar: Como isso poderia ser verdade?

No auge do meu desespero por encontrar um sentido para a vida e ter o alívio da minha ansiedade sufocante, ajoelhada, pedi ajuda. Ela veio por meio da trilogia de Neale Donald Walsch, *Conversando com Deus*.[38] Nascido em Milwaukee, nos Estados Unidos, o autor cresceu em uma família católica romana que o incentivou em sua busca pela verdade espiritual. A mãe, sua primeira mentora, ensinou-o a não ter medo de Deus. Quando era pequeno, a crença da mãe o intrigava, já que ela nunca ia à igreja. Curioso, Walsch perguntou como era possível ter fé sem frequentar um templo. Ela deu a resposta que o influenciaria profundamente: "Não preciso ir até uma igreja para encontrar com Deus. Ele está dentro de mim e está comigo aonde quer que eu vá".

<u>Para que a alegria e a paz sejam efetivamente experimentadas é necessário que o medo de Deus e as outras causas que aumentam o abismo possam ser identificadas, expostas, aceitas e então liberadas.</u> Enquanto negarmos que somos nós que desejamos o conflito; enquanto ficarmos buscando culpados; enquanto idolatrarmos nosso corpo, fazendo dele nossa morada; enquanto escolhermos a morte por meio de pensamentos de ataque, medo e culpa; enquanto não tornarmos o medo de Deus consciente; seguiremos tentando encontrar a paz e a alegria em um universo externo a nós. Sendo que a solução para isso tudo, já vimos, está dentro de nós mesmos.

---

[38] WALSCH, N. D. **Conversando com Deus**: o diálogo que vai mudar a sua vida. Rio de Janeiro: BestSeller, 2021.

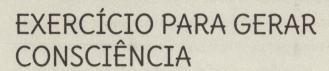

EXERCÍCIO PARA GERAR CONSCIÊNCIA

Neste capítulo, aprendemos algumas importantes atitudes mentais que nos mantêm dissociados da consciência de paz. Reconhecê-las é o primeiro passo para transcendê-las. Se continuarmos vendo a causa de nossa falta de paz do lado de fora, nunca a sanaremos. Precisamos trazer à tona os aspectos negados.

Comece prestando atenção ao seu desejo de conflito. Sempre que você quiser ter razão estará escolhendo o conflito. Agora, observe sua mente, seu diálogo interno e reconheça quando está usando a culpa para se punir. Cada vez que detectar uma culpa, sua ou de outro, anote no caderno.

Por exemplo: "Esqueci-me de comprar a geleia de morango que meu filho gosta"; "Ontem não liguei para minha mãe"; "Eu poderia ter ido ao velório"; "Como pude ser tão injusta?"; "Ele foi muito cruel"; "Ele errou"; "Não consigo melhorar" etc.

Ao final, leia cada afirmação anotada por você e responda às questões a seguir:

- Consigo reconhecer que, quando me culpo, sinto uma certa liberação?
- Consigo reconhecer quando uso a culpa como instrumento de automelhora?
- Consigo reconhecer que culpar o outro me torna impotente frente a meus desagravos?
- Consigo reconhecer quando quero que o outro se sinta culpado?

Respondendo a essas questões com sinceridade e humildade, reconheceremos a culpa subjacente ao nosso papel vitimista.

Se a natureza da mente é alegria e paz, qualquer sentimento para além desses é um sinal de que a culpa está presente – e sentir culpa é antinatural. Toda busca espiritual verdadeira e profunda deve culminar com o reconhecimento de nossa inocência.

AXIOMA:
LIBERO O MUNDO E AS PESSOAS DE TUDO O QUE EU ACREDITAVA SER VERDADE.

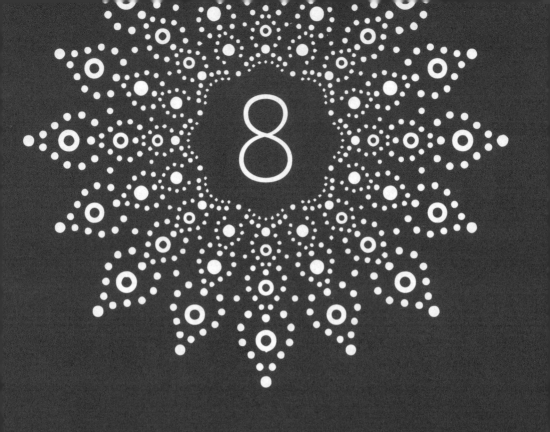

Passo 4 – Implementando a fórmula (os 4 pilares da ponte)

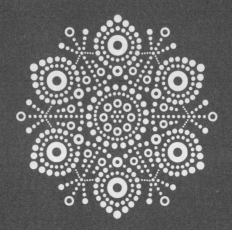

> *Desejo, intenção, indulgência, entrega – O que é que você realmente deseja? Você está disposto a sentir e deixar o fio do desejo levá-lo para casa? Você consegue se lembrar de usar o tempo construtivamente focando a intenção e lembrado a si mesmo para que está realmente aqui? Você não está aqui para sobreviver; você está aqui para viver como a verdade de quem é.*[39]

A FÓRMULA DA PAZ ESTÁ ALICERÇADA EM QUATRO pilares: desejo, intenção, permissão e entrega. São eles que darão sustentação à ponte que nos levará do medo ao Amor. O processo é semelhante a um coaching: identificamos onde estamos (mindset de medo),

---

[39] HAMMER, J. M. **La Vía del Corazón**. Barcelona: Ediciones Yeshua, 2021. [tradução livre], p. 109.

aonde queremos chegar (mindset de Amor), estabelecemos uma meta clara, colocamos foco, intenção e *ação e* confiamos, não lutamos com o resultado, permitimos que tudo seja exatamente como é, pois sabemos que há um plano maior e que tudo sempre opera para o bem.

A diferença é que com *A fórmula da paz* almejamos algo muito maior. Por meio desses quatro pilares, nosso objetivo é parar de depositar nossa fé no que não nos traz aquilo que realmente queremos: paz e felicidade autêntica. Apesar de muitas vezes circularmos pela energia desses quatro componentes, os usamos para conquistar coisas ou mudar nossa personalidade; talvez nunca nos tenha passado pela cabeça usá-los para o nosso despertar.

Sempre fui uma pessoa muito ativa, curiosa e insatisfeita, movida por metas, sonhos e desejos. Eu não parava nunca. Estava sempre pelo mundo em uma busca frenética por realização que inevitavelmente acaba em frustração.

Quando fiz La Vía de la Maestría, um caminho espiritual que leva pelo menos três anos para ser concluído, entendi que usar essas quatro chaves de maneira ativa e consistente me levaria pela via expressa em direção a níveis de consciência de neutralidade, perdão, disposição de não julgar, aceitação profunda, alegria, amor incondicional e paz. Hoje entendo que cada passo e cada gesto me trouxeram até aqui. Sob meus pés há uma ponte sólida, construída sobre um desejo ardente de paz, direcionado por uma intenção ativa e comprometida na qual desfruto daquilo que chega permitindo que tudo seja como for, entregando todas as forças e resistências contrárias ao Amor.

Meu desejo é que você também construa uma base sólida para a sua ponte rumo ao Amor. Que saiba usar esses pilares fazendo deles poderosos instrumentos para o despertar de consciência. Somente os tolos depositam a sua lealdade naquilo que é efêmero. Usemos nosso tempo com sabedoria.

1 – DESEJO

Nossos desejos nos trouxeram ao lugar em que estamos hoje, e é por meio deles que construiremos a ponte e a atravessaremos. É honrando o desejo profundo de paz que recordaremos que ela é a nossa realidade.

Tudo sempre começa com um desejo e talvez neste momento você esteja se perguntando: "Qual é a dinâmica do desejo para que eu, muitas vezes, acabe em situações nas quais, de modo consciente, não desejaria estar?". Se você quer evitar essa situação e passar a dirigir tal energia com consciência, primeiro precisa romper o paradigma do vitimismo, assumindo a responsabilidade por suas experiências, ou seja, pela projeção. Reconheça que sempre experimentamos os efeitos de nosso conteúdo interno, isto é, de nossos desejos, e nunca daquilo que não desejamos.

Isso significa que quando não estamos em paz, estamos usando nosso desejo de maneira distorcida. Ainda temos a necessidade de sermos reconhecidos, valorizados, amados, aceitos, compreendidos e apoiados, de sermos especiais para alguém e fazer pessoas e objetos de ídolos. Esses são desejos inocentes decorrentes da ferida.

Quando paramos de lutar contra nossos desejos, de reprimi-los, de negligenciá-los, quando permitimos que fluam sem julgá-los, seguindo nosso coração, a travessia se inicia. E, conforme nossos desejos se alinham aos pensamentos mais elevados de Amor no mundo da forma, nossa vontade autêntica de paz se torna mais e mais evidente.

O desejo é a energia que faz o universo girar, de onde se originam todas as coisas. Perceba: a nossa caminhada é resultado de nossos desejos. Não há motivos para condená-los. Ao agirmos assim, os desejos podem se transformar em avalanches e nos derrubar sem aviso prévio. Desejos não são errados, eles vêm de nossos instintos, são apenas uma energia. Quando os reprimimos, podemos ser sequestrados por eles, magoando a nós e a quem amamos e nos tornando pessoas invejosas e amargas.

Como não ter medo de nossos desejos se os consideramos errados e pecaminosos? Quantas pessoas você já viu serem sequestradas por seus desejos mais secretos? A pessoa que está de dieta e assalta a geladeira no silêncio da madrugada; o homem que grita com os filhos e é o mais gentil dos homens com a moça do banco; o empresário bem-sucedido e pai de família que morre no motel com a amante; a mulher que não aceita o enteado e o assassina. Esses são exemplos extremos de como a energia do desejo pode nos fazer reféns.

Só que sem desejo, não existiríamos. Somos o efeito da vontade de criar de nosso criador. Não precisamos temer o desejo: ele não é maligno, mas pode se tornar uma energia avassaladora quando não aceito e reprimido. Para usá-lo de modo construtivo apenas temos de acolhê-lo.

E tudo começa com o sentir. Quando nos permitimos sentir as coisas de modo consciente e sem medo, nosso inconsciente passa a nos enviar informações. Desejos inconscientes bloqueados são energias que projetamos no mundo e, por meio delas, atraímos coisas à nossa vida que conscientemente pensávamos não desejar. Quando nos damos a permissão de desejar sem julgamentos, passamos a poder escolher consciente e deliberadamente o que manifestar.

Tenho certeza de que você conhece algumas pessoas cujo brilho no olhar sumiu, e parecem sem vida, sem energia. Elas, decerto, não se permitem sonhar e brincar. Bloqueiam a energia do desejo, julgam os próprios desejos, consideram-nos errados, impedindo o fluxo de energia que brota da Fonte de alegria e criatividade autêntica. Perceba: é impossível ouvir os anseios de seu coração e entrar em contato com o poder criador quando desejos são considerados ruins.

Enquanto não nos apropriarmos de nossos desejos, continuaremos servindo ao ego. Quando os abraçarmos, por outro lado, eles serão o fio condutor para uma vida autêntica e criativa, livre de medo e em Unidade e Amor.

O QUE VOCÊ REALMENTE DESEJA?

Faça uma pausa, coloque as mãos sobre o coração e permita-se sentir. Livre-se de todo julgamento. Deixe que os pensamentos e as imagens cheguem devagar, observe seu corpo, seus sentimentos e suas emoções. Não julgue. Confie no seu coração.

Pergunte-se quais são os seus desejos e o que não está se permitindo desejar. Anote no caderno suas respostas. Não se censure, não critique, não analise se é certo ou errado, se é possível ou impossível, se é mais espiritual ou menos. A partir de hoje, sempre que reconhecer um desejo, escreva-o em seu caderno.

Conforme você se solta e confia, eles virão à consciência, e assim reconhecerá aqueles que estavam guardados e que considerava impossíveis ou errados. Você verá que há um elo que o levará a um ponto central, dentro de seu coração, que sempre deseja a mesma coisa: paz.

No fundo de nossa alma, queremos a paz perfeita, retornar à consciência do Campo, o lugar de onde nunca saímos. Está dentro de nós essa memória, por isso nunca ficamos satisfeitos com menos, sentimos que nos falta algo, queremos mais.

Não tema a energia do desejo, pare de se culpar por sentir, deixe que venha a luz de sua consciência, receba-a de braços abertos. É nossa função perdoar o desejo de ser especial. Então comece a brincar com seus desejos, sinta-os, olhe para eles com inocência. Faça de seus desejos grandes aliados, não com a intenção de fabricar uma personagem ainda mais especial, mas para transpor o abismo.

Agindo desse modo, chegará o dia em que você perceberá estar desejando aquilo que eleva, que vai além das aparências, que o faz vibrar em verdadeira alegria e experimentar a união perfeita com o Amor.

2 – INTENÇÃO

O mundo no qual vivemos é feito para nos manter distraídos. Somos constantemente seduzidos por inúmeras coisas que nos mantêm ocupados. Passamos nossos dias apagando pequenos incêndios, resolvendo problemas de última hora, pendurados nas redes sociais, tão distraídos que nos esquecemos de focar naquilo que é de fato importante. Quantas vezes já nos frustramos por não realizarmos nossos sonhos? E quantas vezes desistimos de levar adiante nossos projetos por falta de tempo, de persistência e por sermos engolidos pelas distrações do mundo?

Deseje, mas nunca se esqueça de cultivar a intenção. Não se deixe distrair, nem ser sugado pelo mundo do tempo. Sem intenção, nossos desejos profundos se perdem em compromissos do ego e batalhas inúteis. Intenção não tem a ver com esforço, com se matar de trabalhar para conseguir algo. Isso é exatamente o que tem nos afastado de nosso desejo de paz, pois toda luta denota a não aceitação de nossa realidade – Amor.

Devido à confusão entre dor e alegria e a nossa falta de lucidez, não conseguimos encontrar o verdadeiro propósito da nossa jornada. Quando reconhecemos que devemos lembrar Quem somos e identificar o desejo profundo de paz, e temos a intenção de perseguir isso, estamos no caminho certo para um viver livre do medo. Colocamos nossa atenção e intenção nas mãos da Inteligência Espiritual, para que ela redirecione a energia dos nossos desejos e nos ensine a identificar quais são os nossos verdadeiros interesses.

Se nossos desejos e nossas intenções estão direcionados ao mundo da forma, em sermos especiais, focados no corpo, fomentamos o medo, tornamo-nos prisioneiros de um nível de consciência da dualidade. Nesse nível, nós nos perdemos. Sem sabermos para onde ir, nos afundamos mais e mais no pântano do ego: em busca de metas inúteis, matando tempo, fazendo aquilo que não nos faz felizes de verdade. As consequências disso são o cansaço, o esgotamento, a síndrome de Burnout, uma vida sem sentido.

Para sairmos dessa condição, é necessário que cultivemos a intenção em nossa mente, que paremos de andar tão distraídos, que não permitamos que o mundo sequestre nossa atenção a todo instante. Devemos nos manter atentos, cultivar o silêncio, observar nossos medos, desprender-nos, tomar posse do nosso tempo, usando-o de maneira sábia e a favor de um despertar, como uma oportunidade para treinar a mente, vigiá-la e estar consciente. É necessário consciência.

Veja, estamos aqui para lembrar Quem somos para curarmos a ilusão de separação e transcendermos esse estado de fragmentação, declarando que somos Amor. Coloquemos, então, toda nossa intenção nessa meta e sejamos vigilantes a cada instante.

3 – PERMISSÃO

Desejar, ter intenção e permitir que tudo seja como for e, principalmente, que a Inteligência Espiritual nos guie: esses três pilares significam que nos tornamos responsáveis e humildes de coração. Significa que deixamos de fabricar ilusões, de tentar controlar o roteiro, e passamos aceitar as coisas com um sentimento de benignidade profunda. A indulgência (ou permissão) implica tirar de nós a necessidade de manipular os cenários, pois entendemos que tudo está perfeitamente bem como está.

Projetamos nossos desejos o tempo todo, a vida de nossos sonhos, a casa que queremos, a viagem, o trabalho. Nossa mente domina muito bem essa arte, e entrar em contato com o poder dela é fundamental. É o que nos leva a reconhecer que não somos vítimas impotentes e a nos responsabilizarmos pela projeção. No entanto, precisamos ter ciência de que a mente do pequeno eu (no esquema passado, B ou C) está programada por (A), ou seja, repete crenças e programas que perpetuam um sistema de pensamento baseado no medo, dual e conflitivo. Assim, sempre acabamos desejando aquilo que estamos programados para desejar, a menos que nos tornemos conscientes.

Vou exemplificar para ficar mais nítido o que quero dizer. Liana e Jair, desde o início do relacionamento, falavam em ter filhos. Conforme os anos foram passando e ela não engravidava, buscaram ajuda médica e descobriram que ele era estéril. Podem ter certeza, o encontro dos dois não foi por acaso. São os acordos inconscientes que nos levam a experimentar aquilo que desejamos em um nível profundo. Na verdade, apesar de desejar conscientemente, ela tinha crenças e programas familiares que a levavam a não querer ter filhos. A nível inconsciente, ela estava sendo fiel a seu clã. Algum antepassado teve problemas com os filhos, ou os perdeu em uma guerra, acidente, doenças etc. e, no fim, ela se casou com um homem que a ajuda nesse acordo e colabora com o seu programa familiar.

Nosso inconsciente se manifesta desse modo; esse é o poder de nossos desejos secretos se expressando. Para nos libertarmos de crenças e programas que nos aprisionam, precisamos permitir. Aceitar nossas famílias e os programas que carregamos sem julgar. Olhar para os cenários e vê-los como uma oportunidade de aprendizado e cura. Ver as pessoas à nossa volta como anjos nos mostrando aquilo que precisamos perdoar e discernir. Isso não significa que se você tem dificuldades para engravidar e tem o desejo consciente de que isso aconteça, que não deve procurar ajuda na medicina para realizar esse sonho enquanto faz seu trabalho interno de liberação e cura. Só não se esqueça de escolher a paz sempre, em qualquer situação.

Por meio da permissão, observamos os eventos com amorosidade, aprendemos a cultivar a arte da aceitação. Quando nossa mente está aberta a isso, chegam até nós mensagens de cura e cenários que nos fazem reconhecer aquilo que ainda necessitamos soltar, que ainda está bloqueando o Amor em nós. É um processo de rendição ativa; nós nos colocamos a serviço, dispostos a resolver e soltar o que estiver se manifestando no campo de nossa consciência. Tudo conspira para que a cura e o despertar aconteçam.

Ao sermos indulgentes (permitidores), passamos a entender que há um mundo além daquele que aprendemos a ver, cheirar e ouvir, há um Campo de consciência de paz e felicidade autêntica. Compreendemos que nada é como parece ser, que não vivemos em um mundo sólido, mas em um campo quântico de energia e vibração em que tudo está conectado. Aceitamos que a consciência é uma tela em branco, como um lago silencioso no qual jogamos pedrinhas, e elas movimentam a água e emitem vibrações que ressonam com eventos e pessoas.

Cultivar a arte de permitir é confiar que a vida está sempre colocando em nosso caminho aquilo que necessita ser sanado e perdoado. E é assim que a paz surge, a princípio de maneira esporádica, aos poucos se tornando cada vez mais consistente.

4 – ENTREGA

Entregar é sinônimo de desapegar, isto é, abrir mão das energias e dos pensamentos que não queremos mais cultivar em nossa mente. Entregar é se colocar presente e humilde. É reconhecer: "Não quero mais circular por essas energias, minha vontade autêntica é de paz, meu desejo profundo é recordar quem sou".

A entrega é um poderoso mecanismo de cura e limpeza de energias de contração, de crenças e programas que nos mantêm do lado de cá do abismo. É um dos pilares fundamentais para que a ponte seja erguida de modo sólido, e a nossa travessia, segura. Trata-se de aceitar plenamente que existe sabedoria acessível a todo momento. Aliás, o perdão é um tipo de entrega, sabia? Quando entregamos, deixamos ir tudo o que é falso.

A nossa caminhada é resultado de nossos desejos.

Começamos entregando os sentimentos que não desejamos mais sentir e, com o tempo, passamos a entregar aquilo que não faz mais sentido em nossa vida, o pequeno e medroso ser, aquele que tenta controlar tudo por meio do esforço e da luta. Estamos decididos a entregar o que é falso, o pensamento de separação, e nos preparando para reconhecer o Ser.

Podemos escolher aquilo que desejamos cultivar no jardim de nossa mente. A pergunta que precisamos nos fazer é: Tenho o discernimento necessário para poder reconhecer quais são as plantas que desejo manter, regar e adubar, e quais quero entregar, dar à Inteligência Espiritual, para serem eliminadas? Muitos de nós ainda não têm. Confundimos dor e alegria e não entendemos o verdadeiro sentido de felicidade. Não temos clareza mental para distinguirmos as ervas daninhas – os pensamentos separatistas, os julgamentos e, principalmente, o sentimento de culpa e o desejo de ser especial. Entregar essas energias que geram contração é a nossa liberdade autêntica.

Na prática cotidiana do mecanismo de entrega, o sentir é um grande aliado, pois nos avisa se estamos pensando com o ego ou com a Inteligência Espiritual. Permita-se sentir. Observe as energias dentro de você, aceite a sua criança ferida e pegue-a no colo, escute o que ela tem a dizer, quais são as suas dores. Tenha ciência de seu estado emocional. Não rejeite seus sentimentos independentemente de serem de tristeza, nojo, raiva – não há nada de errado com eles, são apenas energias. E, se você está desviando para o medo e experimentando dor, mágoa e ressentimento, isso revela a necessidade urgente de auto-observação e intervenção.

O dr. David Hawkins escreveu, no livro *Deixar ir*,[40] sobre o poder curativo e transformador da entrega. O autor ilustra, por meio

---

40 HAWKINS, D. R. **Deixar ir**: o caminho do desapego. Barueri: Pandora Treinamentos, 2019.

de sua experiência, como a entrega nos livra de sintomas e transforma nossa mente, curando nossos relacionamentos e nos deixando livres de pensamentos tóxicos. Minhas próprias experiências de cura e liberação de crenças me levam a concordar com ele. É possível, sim, por meio da entrega, reconhecer e eliminar da mente o medo e seus disfarces – a tristeza, a raiva, o nojo, a mágoa.

Entregar é a melhor maneira de cooperar com a paz no mundo, pois, quando você se conscientiza dos pensamentos de contração e os deixa ir, não os projeta mais, tornando-se, assim, um agente de paz. Todos nós deveríamos aprender isso a fim de eliminarmos os bloqueios internos que nos impedem de gozar de um sentimento de abundância e plenitude.

Quando o mecanismo da entrega se torna uma prática consistente, passamos a rir com mais frequência, a cantar no chuveiro, a ser gentis no trânsito e benevolentes com aqueles que nos ofenderam. Nós nos deliciamos com os momentos de silêncio, observamos os nossos pensamentos com compaixão. Compreendemos que todos estamos conectados a um Campo de consciência e que tudo está relacionado à nossa interpretação do mundo por meio do sistema de pensamento que adotamos.

Desejo, intenção, permissão e entrega são os quatro pilares que sustentam a ponte do discernimento, aquela que separa o ego do Amor. Apenas você pode escolher quando fazer essa travessia; porém, esteja certo de que, em algum momento, você a fará, independentemente da fórmula que escolher utilizar. Quando estamos decididos de coração, o extraordinário acontece, há um despertar de consciência e já não podemos e não queremos mais voltar atrás. Ainda não atravessamos a ponte, mas já vislumbramos o Campo. Sigamos!

Em cada momento, quando uma mente entrega a sua identificação com as suas ilusões, quando entrega a sua identificação com seus próprios pensamentos, com suas próprias necessidades, com seus próprios desejos percebidos, e descansa entrando no perfeito silêncio, descansa na Voz que fala em nome do Amor. E aprende a perguntar somente isto a essa Voz: que queres que eu faça nesse momento?[41]

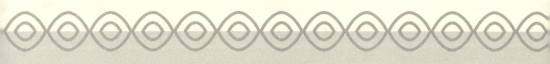

EXERCÍCIO PARA GERAR CONSCIÊNCIA

Faça uma investigação em sua mente, de modo honesto. Use seu caderno para anotar suas respostas. Primeiro, busque em si algum sentimento negativo, mágoa ou ressentimento ao qual está apegado. Você reconhece que acredita ter razão para se sentir assim? Consegue reconhecer que isso vem do mindset de ego? Está disposto a entregar esses pensamentos, a ser feliz em vez de ter razão?

Se está disposto a ser feliz mais do que ter razão, está pronto para praticar a entrega. Comece reconhecendo quais pensamentos e sentimentos estão levando você a ter razão. Entregue-os. Os julgamentos... entregue-os. As críticas... entregue-as. O desejo de ser especial... entregue-o. Reconheça seus medos... entregue-os. Lembre-se de que há apenas um problema: a crença de que estamos separados

---

[41] HAMMER, J. M. **La Vía de la Transformación**. Barcelona: Ediciones Yeshua, 2020. p. 193 [tradução livre].

do Amor e, portanto, devemos entregar o pensamento que gerou essa crença.

Depois, decrete com clareza de intenção: "Escolho ser uma expressão de amor no mundo da forma. Escolho lembrar que sou Amor. Escolho ser um instrumento a serviço do Amor. Inteligência Espiritual, ensine-me a ensinar somente Amor. Entrego minhas intenções. Aceito ajuda e agradeço".

AXIOMA:
DESEJO PAZ, ENTREGO O MEDO.

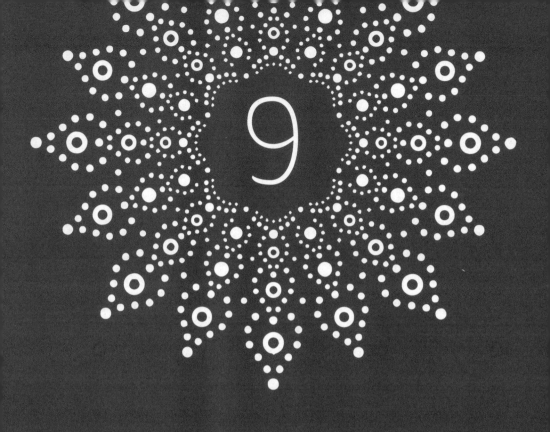

9

Passo 5 – A decisão de fazer a travessia: respondendo ao chamado

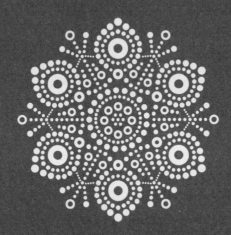

> *Este é um chamado para que te entregues agora ao meu abraço e te deixes ser confortado. Deixa tuas lágrimas caírem e o peso de teus ombros descansar sobre os meus. Deixa-me embalar tua cabeça sobre o meu peito, enquanto acaricio teu cabelo e asseguro-te que tudo vai ficar bem.* [42]

HÁ UM CHAMADO ACONTECENDO A TODO MOMENTO, e todos o recebemos a todo instante. É o chamado de nossa alma que quer Paz. Todos o aceitaremos um dia, mas o momento em que escolheremos responder ao chamado está diretamente relacionado à nossa decisão de parar de sofrer. Parece ser óbvio e simples escolher a Paz, mas para nossa mente condicionada por pensamentos de ataque (críticas, julgamentos, vitimismo), não é. Além de determinação, é necessária uma decisão interna, quando algo poderoso começa a se mover dentro

---

42 PERRON, M. **Um curso de amor.** North San Juan: Take Heart Publications, 2014.

de nós e dizemos de coração: "precisa haver um outro jeito de 'viver'". Esse é o momento em que estamos abertos a questionar as nossas crenças, aquilo que acreditamos sobre nós mesmos e o mundo.

Amamos nossa individualidade. Acreditamos que é através dela que conquistamos a liberdade, que uma personalidade forte nos dá a autonomia e a capacidade para controlar o mundo a nossa volta. Não somos conscientes de que a liberdade que o ego nos oferece é falsa, pois não resolve a nossa persistente crise de identidade. É apenas e simplesmente operacional, um modo de estar no mundo, escolhendo como será nossa "vida" dentro do jogo: um trabalho que nos realize, a viagem dos sonhos, ir ao cinema ou ao teatro, fazer um curso de *reiki* ou de ioga, ir por essa ou aquela rua. Escolhas operacionais, baseadas em crenças e julgamentos e, por trás delas, a pergunta constante: O que me fará mais feliz agora? No fundo, bem no fundo, não sabemos, mas seguimos assim para o nosso bom funcionamento por aqui, com escolhas baseadas em valores familiares e sociais. Entretanto não é esse o buraco da agulha.

Quando nos mantemos inconscientes do nosso poder de tomar a decisão a favor do Amor, é porque já escolhemos, a um nível muito profundo, ser úteis ao mindset de ego. O que diferencia um místico, buscador da verdade, é que ele entrega o seu poder de escolha a uma Instância Mental que sabe diferenciar entre dor e Alegria e, portanto, sabe dar a melhor direção. Assim, para retomarmos o poder de escolha, precisamos conhecer nossa mente dual e fragmentada, saber que seguimos ideias e pensamentos fundamentados em um mindset de medo, mas também que temos o poder de escolher outra vez.

Por estarmos entregando nossa mente ao ego, perdemo-nos na travessia. Ainda que nos decidamos pela paz, a mente condicionada é contra essa mudança, ela é apegada às ideias deste mundo; ela não quer soltar a segurança de velhos padrões de pensamentos. Mas toda vez que desistimos de lutar (de ter razão) e escolhemos nos aquietar, damos um passo em direção ao nível de consciência de paz e seguimos a travessia de maneira gentil e amorosa. A Inteligência Espiritual nos guia gradativamente a soltar o medo e nos ajuda a experimentar um novo jeito de estar no mundo.

NÃO HÁ FÁCIL OU DIFÍCIL, APENAS QUERO OU NÃO QUERO

Não há difícil ou fácil no processo de despertar para o nível de consciência de paz. Há apenas quero ou não quero. A decisão de fazer a travessia, de escolher a paz, não pode vir do ego. Essa decisão nasce de dentro, quando uma pequena semente começa a brotar e a serena voz do Amor, no silêncio de nossa alma, se faz ouvir.

Essa voz nos conduz a atravessar o abismo, ensinando-nos ao longo do caminho Quem realmente somos. Essa voz nos serenata uma linda canção, com pensamentos de plenitude, abundância, vida eterna, confiança e sabedoria, que passam a preencher nossa mente. Pensamentos que nos levam a sentir o Amor, reconhecer que somos perfeitos, amáveis e amados para sempre. Essa voz amorosa também nos mostra que dar e receber é a mesma coisa, que não há perdedores nem ganhadores e que estamos sempre frente a situações que podem nos impulsionar em nossa travessia, bastando que esse seja o nosso propósito.

O que torna uma escolha realmente significativa é o propósito. Com que olhar vejo o mundo: de Amor ou de medo? Quem escolho como professor: o ego ou a Inteligência Espiritual? Esse é nosso livre-arbítrio, isso sim é uma escolha real, o discernimento necessário no processo de soltar a mente condicionada pela culpa, perdoando as ilusões. É essa consistente escolha pela paz que desfará o ego aos poucos. À medida que confiamos mais e mais na Inteligência

Espiritual, e nosso relacionamento com ela se aprofunda, sentimos menos medo, experimentamos mais Amor, paz e alegria, e o caminho fica mais leve.

Cada vez que você toma a decisão de deixar de projetar a energia de contração, você avança em direção ao Campo, dá mais um passo na ponte que leva ao nível de consciência da paz. É você quem decide aceitar o chamado e fazer a travessia. É por meio de seu livre-arbítrio que você escolhe sair do campo de batalha e habitar nos campos silenciosos do Ser. Essa é nossa liberdade autêntica. Essa é a travessia entre medo e Amor.

VOCÊ É CRIADOR DOS SEUS DIAS – IDENTIFIQUE E DEFINA A META

Não há fórmula mágica que vai, de uma hora para outra, fazer com que você esteja livre do ciclo de ataque e defesa através do qual reforça seu personagem a todo instante. Ninguém vai tirar de você o seu vitimismo, a necessidade de ter razão, nem o seu especialismo... Você terá de desejar profundamente.

Somos mais poderosos do que imaginamos. Feitos para criar em liberdade, nada nos é imposto – nem a paz. Como criadores livres que somos, precisamos ter a humildade de reconhecer que, até agora, não fomos muito bons guias quando o assunto é paz e felicidade. Com frequência, o medo tem conduzido nossas escolhas e, pelo mindset de ego, somos levados a criar ilusões. O mundo que vemos é apenas o reflexo externo de uma condição interna. Assim como vemos, pensamos e sentimos. E os nossos sentimentos são a oração que enviamos ao mundo e que ele replica. Quando nossa oração é de falta, carência, medo, culpa, ira, ressentimento, inveja etc., é isso que experimentamos em nossos relacionamentos e nos aparentes problemas do nosso cotidiano.

Daí vem a necessidade de, se quisermos experimentar paz e felicidade, estabelecer uma meta clara, com paciência e profunda honestidade, sem julgamento nem autoengano. É preciso se questionar: O que eu realmente quero? Proteger a minha individualidade, continuar em busca de uma autoimagem idealizada ou realizar o Ser? Qual é o meu verdadeiro propósito? Continuar adormecido perpetuando um sistema de pensamento de medo ou despertar para a realidade do Amor?

Desde essa honestidade, podemos firmar o nosso compromisso com a Verdade e a cada dia escolher a paz. Dar pequenos passos com amorosidade e gentileza sempre nos lembrando de perguntar: "Posso sentir paz apesar disso?". E quando nosso coração está unificado em propósito com nossa mente, e nosso desejo está alinhado com os pensamentos da Inteligência Espiritual, a resposta é... Sim!

A MUDANÇA EXTERNA É CONSEQUÊNCIA, NÃO OBJETIVO

É importante deixar claro que neste livro não tratamos sobre mudanças de comportamento ou metas no nível da forma. Qualquer mudança externa se torna consequência, não o objetivo. Nosso objetivo é a paz mental e, se isso nos levar a viver em outro lugar, trocar de trabalho ou abrir mão de relacionamentos, é apenas uma consequência da mudança em nossa mente. Tudo isso pode ou não acontecer, afinal, a paz não depende de nada externo.

Confundir níveis é confundir forma e conteúdo. É com o conteúdo que nos importamos, e o conteúdo é sempre Amor e paz. Nossa única realidade é o Amor, Deus, Espírito – uma realidade atemporal, imutável, eterna, que não está sujeita a variações de níveis.

Somos mais
poderosos
do que
imaginamos.

Em *Um curso em milagres*, lemos: "Só o amor perfeito existe".[43] Essa é a realidade de nível 1. Assim, conclui-se que o nível 2 abrange o mundo da forma, aquilo que é temporal e perecível, sujeito a variações e mudanças. Perceba: nós somos um só Ser, Amor que tudo abarca (nível 1), porém nos sentimos pequenos, separados e vulneráveis (nível 2).

Quando nos relacionamos no nível 2, o mundo da forma, parece que nos relacionamos com o outro – outra pessoa, outras coisas, os ídolos, a comida, isto é, coisas externas a nós. No âmago desses relacionamentos está o medo, e essa é justamente a brecha que desejamos transpor com a ponte que estamos construindo. Essa brecha é uma ilusão, uma distorção cognitiva, um abismo que não existe, como se um véu estivesse encobrindo nossos olhos, impedindo-nos de ver e Ser. A verdade é que a dualidade não existe, é uma falsa percepção; na realidade (nível 1) sempre estamos nos relacionando com Deus.

Em nossa experiência de dualidade, nossos relacionamentos se tornam significativos quando entregues à Inteligência Espiritual. Por meio da visão dela, passamos do nível da forma para o nível em que somos um só, no Amor. É nesse lugar que nos tornamos a paz, que a felicidade é a nossa realidade, que não existem erros nem escassez. Não há mais confusão de níveis, pois olhamos para o mundo e vemos apenas Cristo – um único Ser.

Temos duas formas de tomar decisões e estabelecer uma meta: ou seguimos hipnotizados pelo nível 2 e nos angustiamos com as decisões e escolhas que fazemos, acreditando que farão diferença no roteiro, ou subimos de nível, nos unimos à Inteligência Espiritual, escolhendo o Amor. A meta da qual falamos não tem nada a ver com o que fazemos no nível 2. Como diz Santo Agostinho, "ama e faz o que quiseres".

---

43 SCHUCMAN, H. Texto.. *In*: **Um curso em milagres**. Mill Valley: The Foundation for Inner Peace, 1994.

A IMPORTÂNCIA DO SENTIR NA TRAVESSIA

Parece-me fundamental, neste ponto, revermos a importância do sentir e seu papel fundamental na cura e transcendência de nossa limitada percepção. O sentir mais puro que brota desde a nossa intimidade com Deus é o Amor. Nesse sentir não há sofrimento, angústia, solidão, medo nem carência, apenas luz e graça. Sentir é Vida, é um ato profundo de oração. É a expressão de quem somos. Não há maneira de expressar sem sentir. O que ocorre é que esse sentir que é paz e alegria, que a tudo abarca, sem opostos, decide brincar de ser especial e se comprime, se diminui, se sente um indivíduo. Desde essa perspectiva, o sentir que era pura Luz se fragmenta em inumeráveis pontos de Luz e, esquecido de sua totalidade, diminui cada vez mais e esquece seu brilho. Esquecido de Quem é, o sentir se comprime no medo.

A Luz, que não recorda Quem verdadeiramente é, experimenta um inumerável cardápio de sensações, que não refletem a sua Grandeza. E, por considerar débil, nega o que sente, quer esconder essas sensações geradas pela culpa até de si mesma.

Esquecidos de Quem somos, sentimos culpa e medo, sentimentos que não podemos suportar e, por isso, negamos e projetamos. É por meio da negação que construímos as barreiras, fabricamos e colocamos nossas armaduras e erguemos os muros para nos proteger do Amor. Negar o sofrimento que sentimos, negar a dor e o vazio existencial, negar o sentimento de que nos falta algo, nossa carência... São essas atitudes que tornam o ego real, que fazem com que este mundo de ilusão que experimentamos seja a nossa realidade.

Experimentamos sentimentos considerados vis e torpes e, assim, igualamos o sentir com o sofrer. Mas a verdade é que sem sentir não existimos, não nos lembramos de Quem somos, de que somos Luz, de que podemos voltar ao sentir essencial que é a verdadeira realidade.

Sem sentir, não respondemos ao chamado, não passamos pela ponte, não atravessamos o abismo. E este mundo está desenhado para que continuemos a não sentir, afinal precisamos preservar a autoimagem, pois aprendemos que é "feio" sentir tristeza, raiva e ódio. No entanto, é exatamente quando nos permitimos sentir que estamos nos curando. Somente se nos abrimos para sentir é que as barreiras que nos separam do Amor poderão se desfazer. É como se as brumas fossem desparecendo; e a ponte, surgindo em nosso campo de visão, bem nítida, convidativa para que a atravessemos.

Não devemos rejeitar nenhuma emoção (nem mesmo o medo). Precisamos abraçá-las. Então, quando estiver sentindo raiva, tome consciência disso, aceite que é o que está experimentando naquele momento, honre seus sentimentos, pois eles trazem informações importantes, desejos inconscientes, julgamentos e crenças para serem integrados e amados, não negados. Lembre-se: o Amor abraça todas as coisas, acolhe todas as coisas, aceita todas as coisas e integra todas as coisas – inclusive emoções que consideramos "feias"!

Quando nos permitimos sentir, paramos de alimentar pensamentos programados, tudo se torna mais simples, nossas dores se acalmam, a raiva fica mais tênue, a paz surge. Já não existe mais a luta interna, a revolta pelos cenários, o querer fugir dos sintomas.

O sentir não nos faz mal; ao contrário, se estamos de mãos dadas com a Inteligência Espiritual e entregamos a ela o que sentimos, isso nos possibilita a liberação da energia que estava estanque. À medida que nos permitimos sentir sem reservas, as ilusões se desfazem uma a uma e atravessamos a ponte de volta à nossa origem, curando, amando, tornando-nos íntegros com o Amor, a nossa Fonte. Confie! Sinta!

Sentir é a autopista para a cura da mente, o primeiro passo para o perdão verdadeiro, a via direta para a paz e para a liberdade mental. Um sentir alicerçado nos quatro pilares: desejo, intenção, permissão e entrega; e que nos leva ao reino de paz e felicidade autêntica do qual nunca verdadeiramente saímos.

EXERCÍCIO PARA GERAR CONSCIÊNCIA

Eu sinto... Reconheço que não estou em paz; estou enfadado, triste, confuso, magoado, irritado, com dor... Eu sinto e me permito sentir. Sei que é apenas uma energia de contração e que não pode me fazer mal. Eu sinto e me permito sentir sem julgar essa energia, deixo de negá-la; e sempre, em meio a minha honestidade com meu sentir, posso me perguntar: É com essa energia que desejo continuar? Ou posso escolher outra vez e entregar e pedir a correção do pensamento ou crença que gerou esse sentir?

AXIOMA:
SINTO O AMOR E A PAZ DENTRO DE MIM AGORA.

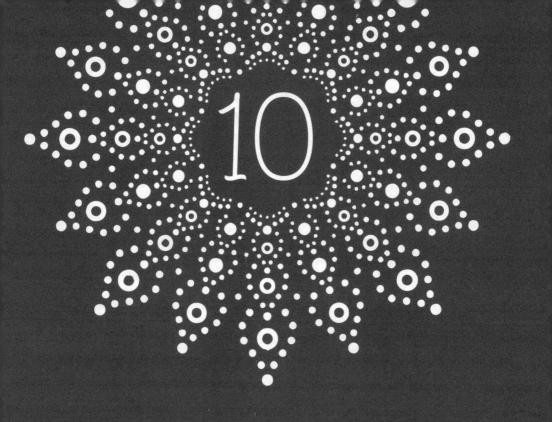

10

Passo 6 – A travessia: uma prática consciente

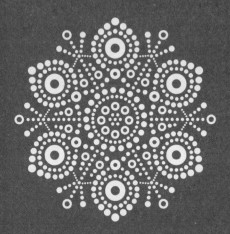

> *Mais importante do que tudo isso é a Paz. A Paz é o ponto culminante da jornada espiritual. Torna-se o veículo de entrada no Reino e agora viaja dentro dele em perfeita liberdade: uma liberdade que não pode ser entendida pelas mentes da humanidade que ainda vivem no medo, na dúvida, na separação e até mesmo com o menor traço de egoísmo. A Paz é a meta. Mas a Paz não é passividade. Na verdade, é a sede do poder criativo, pois fostes criados para criar o bom, o santo e o belo.*[44]

CHEGAMOS AO PONTO CENTRAL DESTE LIVRO. A aplicação prática, simples e direta da fórmula da paz. Pode ter certeza de que não são necessárias palavras difíceis nem rituais estranhos,

---

[44] HAMMER, J. M. **La Vía del Conocimiento**. Barcelona: Ediciones Yeshua, 2021. p. 16 [tradução livre].

apenas nosso desejo de alcançar a verdadeira e autêntica Paz. Pare a leitura por um instante e observe ao seu redor. Este instante, representado na tela da sua existência com suas cores, nuances, cheiros e sons está acontecendo dessa maneira por uma só razão: é seu desejo que ele seja exatamente como é. Você desejou, colocou intenção e deu a permissão para que fosse assim, ou seja, é o poder da sua mente, a sua fé, gerando as experiências.

Se nossos desejos são poderosos e a nossa fé pode mover montanhas, por que temos tido experiências tão confusas? Isso só acontece porque a nossa fé está fragmentada, colocada em incontáveis desejos separados que competem uns com os outros gerando grande confusão mental e insegurança. Estamos colocando nossa fé no nada e, justamente por estarmos esquecidos da verdade de Quem somos, necessitamos resgatar nosso poder de decisão. No Campo, o reino do Conhecimento só apresenta certeza, dessa certeza nasce a fé e o nosso poder para escolher Paz e atualizar a meta quantas vezes forem necessárias.

Os pensamentos que nos prendem a atenção, que se repetem obsessivamente gerando sofrimento, imagens mentais tortuosas e uma miríade de emoções são fabricados pelo nosso poder, fé, desejo e crença. Se queremos tomar posse da Paz, nossa herança natural, é fundamental que nos responsabilizemos pelo programa mental de conflito e por toda a fé que temos colocado nele; só assim teremos o poder de nos libertarmos.

Quando fazemos nossa escolha pela Paz, estamos dizendo sim, nem que seja por um instante, à Unidade de nosso Ser. Deixamos de dar valor às coisas que não têm sentido e nos permitimos uma respiração, um sopro de ar em conexão com o mais puro desejo do universo inteiro: o desejo de Amar. E vamos a passos largos, guiados por nossa fé, entregues nas mãos da Inteligência Espiritual, e esse é o firme compromisso que a travessia requer.

O caminho é simples, mas não é fácil segui-lo, pois as nossas resistências são imensas. A boa notícia é que o logro do objetivo depende exclusivamente de nós, de nossa decisão de parar de buscar aquilo que não tem valor e reconhecer que nossa esfera de ação não é o corpo e nem o mundo, mas a nossa mente. Quando entendemos como funciona a mente e que estamos sempre escolhendo entre dois códigos-fonte, podemos resgatar nosso poder de escolha, e a decisão correta passa a ser simples, mediante foco e determinação. Apenas quando conscientes de quantas vezes ao longo de um só dia escolhemos o ego como professor, podemos não mais escolhê-lo.

E não desanime quando tudo parecer desmoronar; apenas se pergunte: o que há em meu coração que continua me chamando para a guerra? O que ainda é mais atrativo do que a Paz? E sem julgamento ou autoengano, mas com sinceridade, paciência, gentileza e lucidez, busque dentro do seu coração o seu verdadeiro propósito.

Eu costumava me angustiar com relação ao meu verdadeiro propósito. Acreditava que ele deveria estar relacionado com a minha profissão ou com um legado, como trabalhar pelos menos favorecidos ou escrever um livro. Hoje, compreendo que ainda que eu tenha esse tipo de propósito no mundo da forma, o verdadeiro propósito da nossa alma é sanar, amar, perdoar, despertar, transcender esse mundo de ilusões.

Quando aceitamos nosso verdadeiro propósito – a realização do Ser –, o universo conspira a nosso favor e não há nada que bloqueie o caminho. Não precisamos mais negar nossas experiências, nossa dor, as sensações; em vez disso, as abraçamos e experimentamos sua plenitude, com paixão, liberdade, confiança, graça, luz e sabedoria.

ESTAR NO MUNDO SEM SER DELE

A *fórmula de paz* pode parecer simples; entretanto, quando praticada com consistência, traz resultados extraordinários capazes de gerar um estado no qual nosso corpo permanece no mundo, mas nossa mente está serena e calma sem que haja qualquer necessidade de faz de conta, de atuar como uma personagem sem emoções. As emoções surgirão, e não seremos mais devastados por elas. A travessia do medo ao Amor só é possível de mãos dadas com uma observação presente e amorosa, pois, recordemos, somente o Amor cura.

O ego se apropria do caminho quando cria sua própria ideia do que significa despertar e quando busca um ideal de perfeição. Despertar para o ego é a ausência total de conflito e julgamentos, garantindo uma sensação de fracasso e frustração.

Ensinar a você a olhar tudo que surge em nosso cotidiano de modo amoroso, desfazendo qualquer polaridade da nossa mente, sem que haja necessidade de aprovação, adoração, aceitação ou perfeição é o que motivou a escrita deste livro. Não lutaremos com o ego, não precisaremos mais ficar ansiosos, não haverá urgência, apenas escolheremos a Paz uma e outra vez e seremos gentis conosco. E quando surgir um julgamento, aprenderemos a dissociar da personagem, a rir e dizer: "Ok! Esse é meu ego em ação, ainda estou resistindo ao Amor, mas não quero mais isso para mim. Já sei que minhas escolhas equivocadas não têm efeito algum em meu ser real".

Ao longo da travessia, aprenderemos como é estar no mundo sem ser devorado por ele. Colocaremos nossos dons e talentos a serviço da Inteligência Espiritual para que ela nos conduza no caminho que leva de "ouvir falar em Paz" para "Ser a manifestação da Paz".

Muitas vezes, durante a travessia, você se pegará querendo ter razão, atrelada ao sofrimento e às mágoas, mas não se culpe, está tudo certo. Se nossas resistências são fortes e a nossa dedicação é fraca, nós ainda não queremos, de todo coração, um dia de Paz e felicidade autêntica. Ainda preferimos o tipo de dia que o ego nos dá, que nosso especialismo pede. Nossa mente ainda está dividida, e isso não significa que somos maus e que não temos solução; significa apenas que ainda escolhemos nos aferrar ao sofrimento e que não vamos encontrar a felicidade plena hoje.

Deixando isso claro, vamos a um exercício simples e prático, uma fórmula para um dia de paz. Essa prática, que pode ser comparada ao processo de perdão, nos levará para além do julgamento do mindset de ego, para longe da dor e do medo, até os sonhos de perdão do nível de consciência de Paz e alegria.

REGRAS PARA UM DIA DE PAZ

Nessa altura, acredito que tenha ficado claro que para ter Paz é preciso desejá-la profundamente. Por incrível que pareça, apesar de ela ser *a meta*, nós a negligenciamos incontáveis vezes em um único dia. Por isso, vamos a alguns passos bem específicos com fé, foco, intenção, aceitando a jornada com seus cenários muitas vezes desafiadores e, o mais importante, permitindo que o Amor nos guie. Aprenda a entregar constantemente e a escolher outra vez. Assim, quero que você preste muita atenção ao que vou lhe dizer: a base para o caminho para a Paz é reconhecer se tomamos decisões com o Amor ou com o medo.

Dito isso, nosso pensamento principal com essa prática é: "Quero um dia de paz e felicidade, por isso não tomarei decisões por minha conta, pois eu não reconheço os meus maiores interesses, preciso da ajuda da Inteligência Espiritual para poder identificá-los".

Começamos essa prática logo cedo ao acordar, quando nossa mente ainda não está cheia das tarefas e tribulações do dia a dia. Dedicamos alguns instantes para fazer essa pequena oração e lembrar que temos um propósito maior e que, não importa o que aconteça durante o dia, estaremos conscientes de nosso compromisso com ele. Vamos, então, às regras dessa prática?

A base para o caminho para a Paz é reconhecer se tomamos decisões com o Amor ou com o medo.

REGRA 1: FIXAR A META

Pergunte-se: Que tipo de dia eu quero ter? Quais sentimentos quero experimentar? Reconheça sua vontade autêntica de Paz e após fixar a meta, afirme: "Quero um dia de paz e felicidade autêntica".

O próximo passo é observar onde você busca orientação: no mindset de Paz ou no de conflito? Lembre-se de que não podemos servir a dois senhores: ou somos guiados pelo Amor, e então teremos um dia em que experimentaremos Paz, alegria e a verdadeira felicidade; ou pelo ego, e provaremos as várias sensações que resultam de uma mente em conflito.

Ao observar isso, declare: "Sim! Desejo a Paz do Campo, a Paz que transcende o entendimento. Essa é minha vontade autêntica, meu desejo consciente e meu propósito deliberado".

Essa é uma decisão simples e óbvia. "Quero um dia de paz." No entanto nós nos afastamos da meta incontáveis vezes durante um único dia. São as nossas resistências, vistas no capítulo 7, que nos manterão dissociados do Campo.

Não desista! Se você realmente deseja estar em Paz, recalcule e atualize, convide o professor do Amor, insista: quero Paz! E após ela ser estabelecida, não nos preocuparemos o tempo todo.

REGRA 2: NÃO TOMAR DECISÕES COM O EGO

Depois de fixarmos a meta, o ego não demorará a interceder: "Você quer um dia de Paz? Ok! Então deve acontecer isso, e mais isso, e aquilo, para que você tenha Paz". Cada um de nós tem o seu menu de preferências: aumento de salário, viagem ao exterior, notas máximas dos filhos na escola, jantar com amigos, carro novo, publicar um livro, dormir até tarde, saúde perfeita, ser perdoado, estar próximo a quem amamos, conta no banco com saldo positivo etc. As condições do ego para a paz e a felicidade são incontáveis; ele não quer que sintamos a paz verdadeira, sabe que não resistiríamos a ela, e seus dias estariam contados.

Nós não percebemos o quanto somos arrogantes quando tomamos decisões com a ajuda do programa mental de conflito e decretamos que sabemos como as coisas deveriam ser. Se decidimos que determinados acontecimentos nos farão felizes e somos surpreendidos por algo fora do planejado, sentimo-nos traídos, especialmente por Deus, e qualquer possibilidade de paz vai embora.

É como se estivéssemos constantemente nos fazendo uma pergunta em segredo: "De todas as ilusões deste mundo, qual me dará Paz e felicidade?". E pensamos: "Quero a paz, sim, mas ela deve se parecer com aquilo que eu imagino, pois ainda acredito que é por meio deste mundo que a paz e a felicidade virão".

É necessário que sejamos capazes de reconhecer esse jogo do ego para podermos escolher outro guia: "Desejo a paz e a felicidade autêntica. Então escolho ser guiado pelo Amor, renuncio ao controle e estou determinado a não julgar nada do que acontecer. Não sei o que é melhor, não sei como as coisas devem ser ou o que deve acontecer. Assim, não estabelecerei nenhuma condição para que eu tenha um dia de paz. Entendo que existe uma Força Maior que une todas as coisas e deixo ao encargo dela este dia".

REGRA 3: QUANDO TOMAR DECISÕES COM O EGO, ATUALIZE A META

A Inteligência Espiritual sabe que falharemos. A maioria de nós ainda opera em modo resistência, por isso essas regras precisam ser atualizadas a cada instante. Ainda duvidaremos, vamos querer ter razão, nos revoltaremos com os cenários e julgaremos. Ainda vamos querer ser felizes ao nosso jeito, uma felicidade condicionada ao que a nossa mente caótica e dual imaginou. Uma felicidade a conta-gotas, de segunda categoria, dependente de ídolos.

O ponto-chave é reconhecer que saímos da rota, que não estamos em paz, e escolher outra vez. É assim que atualizamos a meta quantas vezes for necessário. Paramos, respiramos e pedimos ajuda. Esse deve ser um momento de humildade, quando nos voltamos para dentro e invocamos a Inteligência Espiritual e, quem sabe, pela primeira vez em nossas vidas, estaremos tomando uma decisão verdadeira.

Estamos tão adestrados pelo ego, tão profundamente enraizados na crença de que o mundo é causa que quando nos propomos um dia de paz, ainda saímos pelo mundo procurando coisas que possam produzir paz em nós. Desse modo, é fundamental que sejamos honestos, admitindo quando não estamos em paz e reconhecendo que se não gostamos de como nos sentimos no momento, somos nós os únicos responsáveis por isso, não nossos pais, nossa família, Deus ou as circunstâncias.

Minha sugestão é que você use o seguinte enfoque quando isso acontecer: *Reconheço que não estou em paz porque o meu sentir me avisa que a paz foi embora. Algo aconteceu e não coincide com aquilo que eu havia imaginado. Sinto-me... (irritado, nervoso, contrariado, magoado, ressentido, com medo, culpado, triste, só, infeliz, ansioso etc.). Já percebi que não estou em paz, decidi com o ego, estou contraído. E se estou em modo contração, estou equivocado. Esse conflito vem de mim, do meu desejo de me opor, da culpa inconsciente que se projeta sobre o mundo. Tudo vem de mim. Portanto a paz também vem de meu Ser. Não há ninguém mais a quem acusar. O mundo é inocente.*

Nossa fórmula é simples, muito simples, mas seu resultado requer compromisso e requer que pratiquemos constantemente. Conforme aprendemos a discernir com qual voz estamos comprometidos, a abraçar e soltar nossa escuridão, nossa mente se transforma em uma consciência luminosa e clara, e nos damos conta de que não há nada mais em que valha a pena nos aferrarmos que nos mantenha afastados de nossa paz e da felicidade.

EXERCÍCIO PARA GERAR CONSCIÊNCIA

Diga a si mesmo: "Escolho paz agora. Solto o passado, libero o futuro, deixo ir minhas certezas. Escolho paz agora. Aceito os cenários do filme de minha existência, sei que são ressonâncias das pedras que joguei no lago de minha consciência. Escolho paz agora. Renuncio ao controle, pois sei que não necessito fazer nada. Escolho paz agora. Quero mudar meu propósito, meu estado mental, mudar minha frequência. Escolho paz agora. Descanso... Sei que no Amor não há exigências. Sou Amor, estou no Campo, a Paz é minha herança eterna. Escolho paz agora".

AXIOMA:

"SOU ESPÍRITO PURO, IMACULADO, E NINGUÉM E NADA PODE ME AFETAR. EU RECEBI PLENO PODER PARA ESCOLHER E, PORTANTO, CRIAR MINHA EXPERIÊNCIA TAL QUAL EU DESEJO."[45]

---

[45] HAMMER, J. M. **La Vía del Corazón**. Barcelona: Ediciones Yeshua, 2021. p. 25 [Tradução livre].

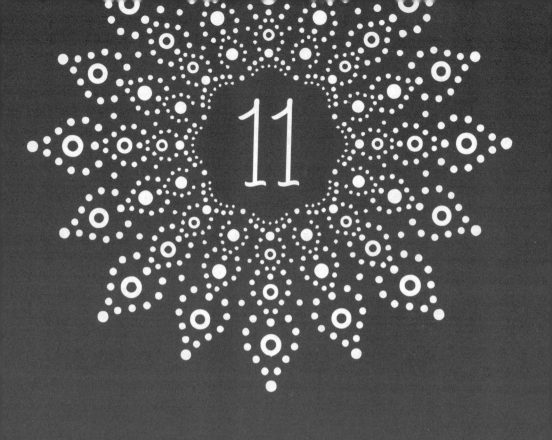

11

A jornada já começou

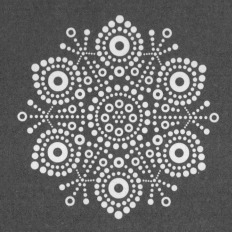

CERTA VEZ, PASSEI POR UMA CRISE FAMILIAR QUE me deixou imersa no medo. Sentia-me injustiçada, meu peito doía e minha mente construía diálogos e cenários que justificavam meu sofrimento. Para mim, eu estava coberta de razão. Eu sentia a energia circulando enquanto me via atolada nela. Parecia não haver saída para a situação, eu queria debater, precisava expor meus motivos, argumentar a favor da minha posição, esclarecer os fatos para que ficassem claras minhas razões.

Em meio ao caos, eu buscava lucidez, e em alguns momentos conseguia enxergar um fio tênue que me unia ao desejo profundo de paz. É claro que esses instantes eram fugazes, pois, na maior parte do tempo, eu me deixava sequestrar pelo mindset de ego e queria exigir justiça e reparação. No entanto, havia algo bem no fundo, uma semente que já havia brotado, e que eu apenas precisava regar. Eu estava decidida a escolher a paz e pedia ajuda para a Inteligência Espiritual: "Ensine-me a perdoar". Esse seria para mim um importante processo de perdão, que me traria a libertação de crenças profundas, escondidas no porão do meu inconsciente.

Passei alguns dias nesse processo. Eu insistia em fomentar o vitimismo e, às vezes, eu me sentia tão mal que parecia que a Inteligência Espiritual não estava me ajudando. Mas ela sempre está, nunca falha e nunca nos desampara. A verdade é que somos nós que ainda não queremos perdoar, que não desejamos a paz, o Amor e a felicidade, que ainda temos a necessidade de ter razão.

Quando decidimos sair do mindset de medo, não há mais retorno. Estamos na travessia e, por mais que pareça que não avançamos, na verdade, damos passos largos. Era o que acontecia comigo. A mensagem estava ali, bem à vista, eu só não conseguia ver.

Certo dia, ao voltar para casa depois de uma caminhada, tive uma revelação: "Esse cenário está mostrando o quanto você acredita ser má". Diversas cenas passaram pela minha mente. Situações que se repetiam e confirmavam tal crença. Eu chicoteava a mim mesma, e as pessoas envolvidas me mostravam o que eu acreditava sobre mim: "sou má". Percebi que eu enviava meus mensageiros ao mundo buscando a confirmação dessa crença.

Até que entreguei tudo isso e recebi o perdão das ilusões. Senti um arrepio percorrendo meu corpo e me lembrei da minha inocência: "Sou amado, sou amoroso, sou adorável, para sempre".[46] Senti-me livre. Não havia mais a necessidade desses cenários. Recordei-me de que estou em casa, segura no Amor, e liberei todos os envolvidos do acordo. A crença "sou má" era uma ilusão oriunda da crença de que estou separada da Fonte. Que bênção descobrir, sentir e aceitar que sou Amor, que o poder de escolher perdoar e ficar em paz está em minhas mãos.

Esse processo trouxe a liberação de uma crença profunda e enraizada em meu subconsciente, foi um grande despertar de consciência. No final, percebi que estou atravessando o abismo, soltando o medo e confiando no Amor. Mesmo quando ainda me sinto vulnerável e frágil, a lembrança de uma invulnerabilidade eterna desponta dentro de mim e, na maioria das vezes, sou conduzida por uma Inteligência poderosa enquanto solto a minha identificação com a personagem.

Quanto ao conflito, se ele se resolveu? Esse nunca foi meu foco, mas o resultado de uma mente em paz é sempre uma frequência de Amor na qual todos são envolvidos. Não pense que o ego será desfeito completamente assim. Ele não dá trégua, seu diálogo interno de sofrimento, julgamentos e críticas é bastante persistente. Hoje em dia, não acredito mais nele todas as vezes. Em algumas ocasiões, reconheço o mindset

---

[46] HAMMER, J. M. **La Vía del Corazón**. Barcelona: Ediciones Yeshua, 2021. p. 239 [Tradução livre].

de ego em ação. É muito libertador alcançar lucidez mental para reconhecer essas energias que nos fazem sofrer.

Após anos de prática, sinto-me recompensada. Quando deixamos de projetar medo, liberamos nossos cenários através do perdão e escolhemos paz, independentemente de qualquer circunstância externa. Emanamos paz, e o Universo sempre nos devolve mais daquilo que damos.

UM LAMPEJO DE LUCIDEZ

Certa vez, uma amiga e colega de jornada (a quem chamarei de Andreia) e sua família se reuniram em um fim de semana de descanso. Eles adoram estar juntos e sempre se divertem muito nesses encontros. Andreia acreditava que seriam dois dias incríveis com aquelas pessoas queridas. Ela não contava com as surpresas que o roteiro às vezes reserva. No mindset de Paz, sempre vemos o roteiro como uma bênção e uma oportunidade de perdão, nunca como uma desgraça. E Andreia, uma estudante dedicada, soube aproveitar a oportunidade.

Todos estavam à mesa, conversando e rindo, quando começaram a falar de política partidária. Cada um emitia sua opinião e Andreia, que pensava não ser muito ligada nessas questões, acabou se pronunciando também. Não demorou para a discussão ficar mais calorosa, todos querendo ter razão. Rapidamente, a energia da raiva se instalou. O ego passara a ser o professor, pois todos estavam em modo ataque-defesa.

O marido e ela decidiram sair daquele ambiente hostil e voltar para casa. A viagem de volta foi tensa, comentavam e julgavam a situação sempre justificando seus pontos de vista. Estavam arrasados, magoados e ressentidos. Resolveram se afastar por um tempo. Durante uma hora ainda ficaram nessa frequência de medo, cada um insistindo que era o detentor da razão. Até que Andreia recobrou a consciência. Percebeu que estava sendo útil ao ego, que determinava como deveria agir frente aos ataques sofridos. Foi um lampejo de lucidez: "Não quero mais ser uma marionete do sistema de pensamento de conflito. Quero outro jeito de ver essa situação".

Isso foi o suficiente para abrir as portas para a Inteligência Espiritual ensinar outro modo de ver as pessoas e a situação. Andreia, imediatamente, entregou os pensamentos, as críticas e os julgamentos à Inteligência Espiritual. A princípio, ainda não conseguia optar pelo olhar do Amor, mas confiava que seria guiada para a paz.

Quando o marido falava algo lhe dando razão, ela reconheceu o vitimismo. Respirou fundo e pensou: "Não quero mais ver dessa maneira". Fez o exercício de sair do campo de batalha (B e C) e voltar para a mente (A), vendo a si mesma Una com todos.

Esse processo intenso de entrega e escolha pelo mindset de Paz durou três dias. Andreia sentiu o desejo de ligar para um familiar. Segurou a mão da Inteligência Espiritual e fez a chamada. A conversa foi indescritível. Enquanto ela falava com seus familiares, sentia-se amparada pela sabedoria divina. Mesmo quando um deles se justificava, ela não cedia ao ego e deixava que a Inteligência Espiritual falasse por intermédio dela. Em outra época, essa conversa nunca teria acontecido de maneira tão amorosa. Nessa, os uniu profundamente.

É exatamente isso que significa "a jornada já começou". É quando aceitamos a total responsabilidade pelo campo de nossas experiências. Nada acontece por acaso, tudo está aqui para ser aceito, amado e transcendido. O Amor aceita todas as coisas e libera todas as coisas. Não significa que não teremos problemas, não seremos abandonados, traídos, injustamente tratados, que a vida não será dura, que não haverá dificuldades e preocupações. O roteiro seguirá seu curso, as oportunidades de escolher a paz serão constantes.

Esteja disposto a fazer a travessia do medo ao Amor sempre que experimentar um sentimento que não deseja mais sentir. É o caminho que proponho aqui. Sem fugas, sem querer inventar um personagem espiritualizado, sem negar nossas emoções. Simplesmente nos identificando com o Campo de consciência de paz, sabendo que nenhum evento no tempo e espaço pode tocá-lo. Somos livres para escolher não permanecer no medo, para escolher Amar.

Se você tem sofrido, independentemente do motivo, pare por um momento e olhe ao redor. Deixe o vento tocar o seu rosto e sinta a poderosa vibração do Amor. Acredite: existe um campo de infinitas possibilidades fluindo agora mesmo para você, e tudo isso acontece para o seu bem. Há uma incrível cumplicidade entre o seu coração e tudo o mais ao seu redor. O universo trabalha para realizar os anseios mais profundos de sua alma.

A jornada já começou. Siga adiante com ela, atravesse a ponte do discernimento e permita-se avançar. Você verá que maravilha é sentir o ódio dando lugar ao Amor, à paz e à felicidade autêntica, e que se tornam perceptíveis em sua vida.

EXERCÍCIO PARA GERAR CONSCIÊNCIA

Este é um exercício de discernimento. Isso significa que vamos ser capazes de identificar o mindset de conflito em nossa mente. Alguns caminhos espirituais profundos chamam esse processo de perdão verdadeiro, pois estamos aprendendo a reconhecer e soltar o que é falso. Esse exercício fica mais fácil à medida que avançamos na trajetória, pois o programa de conflito se torna mais evidente e passamos a aceitar nossa inocência, que somos Amor, Paz!

Pegue seu caderno para fazer anotações. Busque em sua mente um conflito, uma mágoa, um julgamento, uma crítica: enfim, algo que o feriu ou com que você tenha ferido alguém. Pergunte a si mesmo: "Estou disposto a soltar meus julgamentos sobre ele/a e vê-lo/a de outra maneira?". Não responda, apenas relaxe, respire fundo e dedique alguns momentos para apenas sentir em silêncio.

Dentro de você, há um lugar que sabe que a paz é seu desejo profundo e que se continuar no mindset de ego, nunca a alcançará. É nesse contexto que entra o seu livre-arbítrio. A retomada de seu poder de escolher e deixar de seguir um menu predeterminado de conflito.

Repita o texto a seguir devagar, sentindo o efeito dele em você:

"Inteligência Espiritual, ensine-me a ver o que meus olhos não me mostram, a reconhecer que somos Um, que estamos experimentando os efeitos de um acordo estabelecido a nível inconsciente. Ninguém me faz nada sem o meu consentimento, eu-mente (A) estou fazendo isso a mim mesmo. Então escolho ver a inocência do meu irmão e a minha. Pode ser que neste momento eu não consiga, mas esse é meu desejo profundo. Quero ver com os olhos do Amor, que libera todas as pessoas e libera o mundo para ser como é. Assim como sou livre para julgar e permanecer no medo, também sou livre para escolher Amar."

AXIOMA:
RESPIRO, OBSERVO, SINTO... E ME PERMITO RECONHECER MEU DESEJO PROFUNDO DE AMAR.

Seja a Paz!

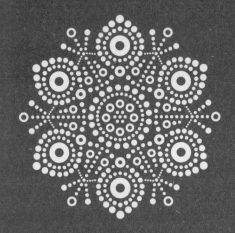

> *Como podes saber se escolheste os degraus do Céu ou o caminho para o inferno? Bem facilmente. Como te sentes? A paz está na tua consciência? Estás certo da direção em que estás indo? E estás seguro de que a meta do Céu pode ser alcançada? Se não, caminhas sozinho. Pede, então, ao teu Amigo que se una a ti e que te dê a certeza de onde vais.*[47]

A TODO INSTANTE, ESTAMOS DEMONSTRANDO nossa fé no mindset de ego ou na Inteligência Espiritual. Temos liberdade para escolher o Amor, a Paz, mas não o conseguiremos enquanto continuarmos seduzidos pelas migalhas e bugigangas que o ego nos oferece. É apenas quando a nossa dor é perceptível, quando a guerra

---

[47] SCHUCMAN, H. Texto. *In*: **Um curso em milagres**. Mill Valley: The Foundation for Inner Peace, 1994.

não faz mais sentido e já esgotamos todas as possibilidades, que estamos prontos para uma espiritualidade mais profunda.

Uma espiritualidade que nos leve a despertar do sonho hipnótico em que nos encontramos. Esse despertar não significa fugir do mundo, negar a nossa humanidade, nossas dores, sofrimentos e anseios, nem abdicar de bens materiais ou de nossas famílias. O que devemos é aprender a discernir entre aquilo que é falso em nossas vidas e aquilo que é real.

O processo mostrado aqui, *A fórmula da paz*, acontece na mente. Não é necessário mudar nada do seu cotidiano. Não há exigência de horas de prática, trocar de trabalho, deixar de ter metas do mundo da forma, doar seus bens ou se sentir mal por tê-los para que você adote o mindset de Inteligência Espiritual. Afinal, Ela não faz distinção entre vítima e vitimador, entre ricos e pobres, pessoas pacientes e impacientes. Somos todos iguais perante Ela. Qualquer necessidade que sentimos de ser especiais vem de uma crença errônea que precisa ser exposta e desfeita. O que todos nós precisamos, se desejamos resgatar a consciência de paz, é humildade de coração.

POR QUE PRECISAMOS DE MILAGRES?

A paz nos torna criativos, compassivos, vibrantes, confiantes, autênticos, motivados, energizados, serenos, alegres, inspirados e luminosos. Do Campo de consciência de paz emana um poder tão grande que nenhuma mente dual consegue imaginar. Para a mente que está entregue à Inteligência Espiritual, os "milagres são naturais",[48] assim como a Paz e a felicidade também o são. Afinal, a percepção está

---

[48] SCHUCMAN, H. Texto. *In*: **Um curso em milagres.** Mill Valley: The Foundation for Inner Peace, 1994.

corrigida e íntegra, discernimento puro, com uma lucidez indescritível. Milagres não são necessários nesse contexto perfeito. No entanto, se estamos no mindset de ego, precisamos deles, sim.

Milagres promovem uma mudança radical de percepção, uma ruptura de um paradigma que nos mantêm atados à percepção da forma. Transcendem o nível corporal e ancoram no nível espiritual – o único real. Precisamos de milagres porque nossa visão é limitada, nossa fé é mal direcionada. Quando pedimos um milagre, a cura de nossa percepção distorcida por julgamentos e pensamentos de ataque, abrimos um espaço para que a Inteligência Espiritual aja por intermédio de nós, trazendo luz ao mundo.

Milagres podem levar você a experiências cada vez mais profundas de paz e a fazer uma travessia gentil e tranquila. Acredite, quando você pede de todo coração por um milagre, ou que a verdade lhe seja revelada, você passa a perceber as coisas de modo distinto. O mundo fica diferente, e a paz, o Amor e a felicidade, mais e mais evidentes. Quando respondemos à voz do Amor, e nos dispomos a enxergar através do olhar divino, percebemos que o mundo se tornou benigno e que tudo serve a um único propósito. De repente, você perceberá que as coisas estão indo em uma direção que nunca antes imaginou.

Isso aconteceu comigo, ao escrever este livro, por exemplo. Nunca tive o sonho de ser escritora. Essa meta não havia passado pela minha cabeça, eu nem sequer me considerava capaz de realizar tal tarefa, mas, com certeza, é algo que estava em meu roteiro. Agora, neste instante, enquanto escrevo, palavras correm rápidas, frases se completam, textos inteiros se formam e, quando releio o conteúdo, sinto que é inspirado por uma força muito maior que esse pequeno ser chamado Sirilei. É incrível que, ao nos colocarmos a serviço do Campo, somos levados por caminhos diferentes daqueles que traçamos com a ajuda do ego.

Fico feliz de ter chegado até aqui, e mais feliz ainda por você ter me dado a honra de acompanhá-lo na sua trajetória de autoconhecimento, na sua travessia da ponte do discernimento. Há muito a ser percorrido ainda, certamente. Mas agora você tem em mãos uma poderosa ferramenta de autotransformação: este livro. Use-o bastante. Destaque os trechos de que mais gostou e depois volte a eles. Medite nas palavras lidas.

Espero que a nossa caminhada tenha sido de descobertas e que, de agora em diante, você se renda ao Amor; faça da sua vida uma oração, e da meta de Paz, a sua bússola; alicerce a sua travessia nos pilares: desejo, intenção, permissão e entrega; entregue a direção à Inteligência Espiritual; cultive o habito de dizer "não sei"; peça ajuda para corrigir a sua percepção distorcida por pensamentos de ataque; seja gentil com todos e, principalmente, consigo, quando se perceber julgador, irritado, ressentido ou magoado; permita-se sentir; esteja disposto a renunciar ao mindset de medo, a romper paradigmas e a ver as coisas de outra maneira; peça por milagres; aprenda a dominar o perdão; atreva-se a seguir o coração; celebre a vida; faça do discernimento uma ferramenta ativa, confiando que está sendo amparado pelo Amor; reconheça que não pode despertar a si mesmo e que necessita da ajuda da Inteligência Espiritual; faça Dela seu mestre, seu Guru; reconheça e entregue todos os acordos e cenários de sofrimento; use deliberadamente o mecanismo da entrega; lembre-se de que o Amor só quer felicidade para você; decida ser uma pessoa vitoriosa; faça de seu mundo uma sala de aula na qual não existem fracassos, apenas oportunidades para aprender e perdoar; comprometa-se com a paz e, quando sua mente estiver com pensamentos sem sentido, escolha outra vez; escolha o Amor em vez do medo. Seja a paz que você quer ter!

CELEBRE!

"Apenas a consciência existe e você é Ela. Apenas o amor existe e você é Ele. Se você apenas percebesse quem você é, você seria a pessoa mais feliz que jamais existiu, e eu digo feliz, totalmente feliz, de felicidade imutável. Uma coisa dessas existe? Sim, existe. Paz imutável. Amor imutável. Mas você escolheu se identificar com maya (ilusão), com a irrealidade, e por isso você acha que sofre. Você acredita que sua vida não é o que deveria ser. Você se compara aos outros. Você quer fazer mudanças. Como você deve saber a essa altura, quando você faz essas mudanças elas duram pouco, e então você volta ao que era antes."[49]

Nunca se esqueça de que dentro de você há um poder imenso, você está no Campo, permita-se sentir Paz, Amor e felicidade. Mesmo que você esteja em meio a uma disputa judicial, dizendo adeus a um ente querido, com as finanças apertadas, sentindo dor ou sendo injustamente tratado, você pode experimentar a realidade de estar no Campo agora. Ele é a sua real morada.

Então celebre! Celebre muito! Você está na presença do Amor! Permita que venha à consciência tudo aquilo que está oculto e recupere o seu poder. Escolha outra vez! Escolha o Amor! Amar é nossa natureza, para o que fomos criados. Só o Amor tem o poder de curar todas as feridas, preencher todo o vazio, preencher nosso interior de uma abundância inigualável, pois ele abraça todas as coisas, permite que todas as coisas fluam e confia em que todas as coisas sempre operam para o bem.

Todas as experiências trazem em si a possibilidade para aumentar a nossa habilidade de expressar Paz, de Ser Paz. Todos nós desejamos ser amados. Isso acontece porque em nosso interior há uma tênue lembrança do Amor, de sermos eternamente adorados; seria impossível viver sem essa memória. É ela que nos levará de volta, que nos

---

[49] ADAMS, R. A pessoa sábia, portanto, não procura mudar nada. *In*: PEREIRA, N. Paz imutável, amor imutável: uma coisa dessas existe? **Dharmalog**, 27 jul. 2015. Disponível em: https://www.dharmalog.com/2015/07/27/paz-amor-imutavel-robert-adams-como-comecar/. Acesso em: 18 mar. 2022.

fará despertar e exercer nossa Vontade real. O momento de perdoar, discernir, aprender e sanar é agora! A mente sanada é livre, já não depende do mundo para estar em paz, para ser feliz e expressar Amor.

Que você tenha uma esplêndida travessia!

"Não temas, mas continua com fé. Pois eu te disse, que o que descobrirás ao final deste caminho é a liberdade perfeita, o poder perfeito, a extensão perfeita, o gozo perfeito e a paz perfeita de viver – literalmente – no reino dos Céus."[50]

---

50 HAMMER, J. M. **La Vía del Corazón**. Barcelona: Ediciones Yeshua, 2021. p. 33 [Tradução livre].

Seja a paz
que você
quer ter!

Este livro foi
impresso pela
Gráfica Assahi
em papel pólen
bold 70 g/m² em
maio de 2022.